普通高等教育医药类创新型系列教材

化学工业出版社"十四五"普通高等教育规划教材

医用化学实验

YIYONG
HUAXUE SHIYAN

张琼瑶　罗伦　樊靓　主编

内容简介

《医用化学实验》是高等教育医药类创新型系列教材《医用化学》的配套教材。全书融合了医学类、药学类等专业适用的无机化学、有机化学、分析化学和物理化学四大化学实验内容。第一章主要介绍了化学实验室安全知识，第二章介绍了化学实验基础知识、基本操作和基本仪器的使用，第三章共编写有48个实验，其中基础性实验有15个，综合性实验有19个，设计性实验有14个。除基础性实验外，综合性和设计性实验更加注意加强医学、药学主题及交叉学科内容，注重培养学生创新意识、实践能力和独立解决化学问题的能力。

《医用化学实验》面向普通高等院校临床医学、麻醉学、影像学、口腔医学、医学检验学等近医学类，以及生物科学、药学、制药工程、中药学等近药学类专业开设医用化学实验的本科、专科学生参考使用。

图书在版编目（CIP）数据

医用化学实验/张琼瑶，罗伦，樊靓主编．—北京：化学工业出版社，2024.8

普通高等教育医药类创新型系列教材．化学工业出版社"十四五"普通高等教育规划教材

ISBN 978-7-122-45681-6

Ⅰ.①医… Ⅱ.①张…②罗…③樊… Ⅲ.①医用化学-化学实验-高等学校-教材 Ⅳ.①R313-33

中国国家版本馆CIP数据核字（2024）第098998号

责任编辑：褚红喜 　　　　装帧设计：刘丽华
责任校对：王鹏飞

出版发行：化学工业出版社
　　　　　（北京市东城区青年湖南街13号　邮政编码100011）
印　　装：河北延风印务有限公司
787mm×1092mm　1/16　印张9¼　字数202千字
2024年8月北京第1版第1次印刷

购书咨询：010-64518888　　　　售后服务：010-64518899
网　　址：http://www.cip.com.cn
凡购买本书，如有缺损质量问题，本社销售中心负责调换。

定　价：29.80元　　　　版权所有　违者必究

《医用化学实验》编写组

主　　编：张琼瑶　罗　伦　樊　靓
副 主 编：王红梅　吴丰旭
编写人员：
　　　　　　马俊凯（湖北医药学院）
　　　　　　王红梅（湖北医药学院）
　　　　　　冯　春（湖北医药学院）
　　　　　　陈小保（湖北医药学院）
　　　　　　张爱女（湖北医药学院）
　　　　　　张琼瑶（湖北医药学院）
　　　　　　郑爱华（湖北医药学院）
　　　　　　胡扬根（湖北医药学院）
　　　　　　曾小华（湖北医药学院）
　　　　　　徐　靖（湖北医药学院）
　　　　　　罗　伦（湖北医药学院）
　　　　　　周明华（汉江师范学院）
　　　　　　樊　靓（湖北医药学院）
　　　　　　吴丰旭（湖北医药学院）

前言

根据教育部"新医科"建设理念的要求，新时代医学生要做到医工理文交叉融合，成为跨学科复合型医学人才。基于此，本教材在介绍化学实验基础知识的同时，将化学与医学、药学紧密结合，建立以能力培养为主线，分层次、多模块、相互衔接的科学实验教学体系，使实验教学与理论教学既有机结合又相对独立；既全面考虑医学类各专业的培养目标，又在相似的实验内容中结合实际专业设置不同的实验环节，使学生初步了解专业实用技术，增强学生的学习兴趣。

本书在汲取国内外同类教材精华的同时，充分考虑医药类院校医用化学实验的教学特点，在内容上仅保留少量经典的验证性实验，注重基本化学实验知识和操作技能的普及，详细介绍化学实验安全常识，增加综合性和设计性实验。其中部分实验以模拟药品生产、质测、理化性质为主线分散在各实验项目中，在培养学生分析问题、解决问题能力的同时，扩大学生的视野，为学生后续学习与化学有关的课程奠定必要的基础。全书共分为三章，第一章主要介绍了化学实验室安全知识，第二章介绍了化学实验基础知识、基本操作和基本仪器的使用，第三章共有48个实验，其中基础性实验有15个，综合性实验有19个，设计性实验有14个。

本教材是基于普通高等院校临床医学、麻醉学、医学影像学、口腔医学、预防医学、医学检验技术、儿科学、康复治疗学、精神医学、生物科学、药学、中药学、制药工程、全科医学等专业化学课程实验要求，结合高校教学实际情况而编写的，与课堂教学教材《医用化学》相配套的实验教材，可供相近专业的学生选用，并可供教师参考。

在本教材编写过程中得到了化学工业出版社、湖北医药学院药学院和教务处领导们的大力支持，在此一并表示诚挚的谢意！本书参考了兄弟院校某些实验内容，也参考了一些国内的优秀教材，编者在此谨表由衷的感谢！本教材可能存在一些不足，由此给您使用带来的不便，恳请谅解并衷心希望您能给我们提出宝贵的意见和建议。

编者

2024 年 5 月

目录

第一章　化学实验室安全知识 /1

第一节　实验室安全总则 …………………………………………………… 1
第二节　实验室个体防护 …………………………………………………… 2
　一、眼睛和面部的防护 …………………………………………………… 2
　二、呼吸道的防护 ………………………………………………………… 2
　三、皮肤及身体的防护 …………………………………………………… 2
第三节　实验室消防安全 …………………………………………………… 3
　一、实验室消防常识 ……………………………………………………… 3
　二、火灾的扑救 …………………………………………………………… 4
第四节　实验室水电安全 …………………………………………………… 5
　一、用电安全 ……………………………………………………………… 5
　二、用水安全 ……………………………………………………………… 6
第五节　实验室危险化学品使用安全 ……………………………………… 7
　一、危险化学品分类 ……………………………………………………… 7
　二、化学物品采购 ………………………………………………………… 7
　三、化学物品贮存 ………………………………………………………… 7
　四、化学品使用 …………………………………………………………… 8
第六节　实验室生物安全 …………………………………………………… 8
　一、病原微生物分类 ……………………………………………………… 9
　二、实验室生物安全管理内容 …………………………………………… 9
　三、实验室准入规定 ……………………………………………………… 9
　四、实验室工作区 ………………………………………………………… 9
　五、实验操作规范 ………………………………………………………… 10
第七节　实验动物安全管理细则 …………………………………………… 10
　一、实验动物的购置 ……………………………………………………… 10
　二、实验动物的育养及动物房的管理 …………………………………… 11
　三、实验动物的领用 ……………………………………………………… 11

  四、实验动物的销毁 ………………………………………………… 11

  五、实验动物的后续处理 ……………………………………………… 12

 第八节 实验室废弃物品的处置 ……………………………………………… 12

  一、实验室危险化学废物及空试剂瓶的处置 ………………………… 12

  二、实验室破裂玻璃器皿的处置 ……………………………………… 13

 第九节 实验室事故应急措施 ………………………………………………… 13

  一、医学院各实验室应配备的药品和用品 …………………………… 13

  二、割伤的紧急处理方法 ……………………………………………… 13

  三、烫伤的紧急处理方法 ……………………………………………… 13

  四、腐蚀物品灼伤的急救方法 ………………………………………… 14

  五、化学冻伤的应急处理方法 ………………………………………… 14

  六、化学药品中毒的应急处理方法 …………………………………… 14

  七、触电救护 …………………………………………………………… 17

第二章 化学实验基本知识和技能 /18

 第一节 化学实验基础知识 …………………………………………………… 18

  一、课程要求 …………………………………………………………… 18

  二、常用玻璃仪器 ……………………………………………………… 19

 第二节 化学实验基本操作 …………………………………………………… 27

  一、玻璃仪器的洗涤和干燥 …………………………………………… 27

  二、加热和冷却 ………………………………………………………… 29

  三、化学试剂的取用 …………………………………………………… 31

  四、溶解和蒸发浓缩 …………………………………………………… 33

  五、结晶、过滤、离心分离和干燥 …………………………………… 34

  六、混匀 ………………………………………………………………… 38

  七、容量瓶的使用 ……………………………………………………… 39

  八、容量吸管和刻度吸管的使用 ……………………………………… 40

  九、滴定管的使用 ……………………………………………………… 40

  十、蒸馏 ………………………………………………………………… 42

  十一、减压蒸馏 ………………………………………………………… 44

  十二、水蒸气蒸馏 ……………………………………………………… 46

  十三、萃取 ……………………………………………………………… 47

 第三节 常用电子仪器的使用 ………………………………………………… 47

  一、电子天平 …………………………………………………………… 47

二、722S 型分光光度计 ······ 48
　　三、pHS-3C 型酸度计/毫伏计 ······ 49
　　四、雷磁 E-201-C 型 pH 复合电极 ······ 50
　　五、DDS-307A 型电导率仪 ······ 51
　　六、旋光仪 ······ 54

第三章　实验内容 / 56

第一节　基础性实验 ······ 56
　　实验 1-1　药用氯化钠的制备及杂质限度检查 ······ 56
　　实验 1-2　乙酸解离度与解离常数的测定 ······ 58
　　实验 1-3　缓冲溶液 ······ 60
　　实验 1-4　五水硫酸铜的制备与提纯 ······ 61
　　实验 1-5　肥皂的制备 ······ 63
　　实验 1-6　乙酸乙酯的制备 ······ 64
　　实验 1-7　植物中挥发油的提取 ······ 66
　　实验 1-8　纸色谱 ······ 67
　　实验 1-9　从槐花米中提取芦丁 ······ 69
　　实验 1-10　滴定分析基本操作 ······ 70
　　实验 1-11　HCl 标准溶液的标定与药用氢氧化钠的含量测定 ······ 73
　　实验 1-12　磷酸的电位滴定 ······ 75
　　实验 1-13　高锰酸钾的吸收曲线 ······ 77
　　实验 1-14　邻二氮菲分光光度法测定铁含量 ······ 79
　　实验 1-15　电导滴定法测定溶液的浓度 ······ 81

第二节　综合性实验 ······ 84
　　实验 2-1　三草酸合铁（Ⅲ）酸钾的制备 ······ 84
　　实验 2-2　硫酸亚铁铵的制备 ······ 85
　　实验 2-3　茶叶咖啡因的提取纯化 ······ 86
　　实验 2-4　阿司匹林的制备 ······ 88
　　实验 2-5　3-乙酰基香豆素的制备 ······ 90
　　实验 2-6　3-乙酰基香豆素-氨基酸希夫碱的制备 ······ 91
　　实验 2-7　葡萄糖酸-δ-内酯的制备 ······ 92
　　实验 2-8　色谱法分离番茄红素及 β-胡萝卜素 ······ 93
　　实验 2-9　从黄连中提取黄连素 ······ 95
　　实验 2-10　肉桂酸的制备 ······ 97

  实验 2-11 安息香缩合反应 … 98
  实验 2-12 NaOH 标准溶液的标定 … 100
  实验 2-13 EDTA 标准溶液的配制和标定及水的总硬度的测定 … 101
  实验 2-14 硫代硫酸钠标准溶液与碘标准溶液的标定 … 104
  实验 2-15 标准曲线法测定芦丁含量 … 107
  实验 2-16 配位化合物的组成及其稳定常数的测定 … 108
  实验 2-17 电解质解离平衡常数的测定 … 112
  实验 2-18 蔗糖水解反应速率常数的测定 … 115
  实验 2-19 乙酸乙酯皂化反应速率常数及活化能的测定 … 119
 第三节 设计性实验 … 123
  实验 3-1 用废旧易拉罐制备明矾 … 123
  实验 3-2 由鸡蛋壳制备葡萄糖酸钙 … 123
  实验 3-3 碱式碳酸铜的制备 … 124
  实验 3-4 硝酸钾的制备和提纯 … 125
  实验 3-5 芬太尼合成方法探究 … 126
  实验 3-6 局部麻醉药苯佐卡因的合成 … 127
  实验 3-7 食醋总酸度的测定 … 128
  实验 3-8 咖啡因的含量测定 … 129
  实验 3-9 阿司匹林原料药的含量测定 … 129
  实验 3-10 葡萄糖酸钙原料药的含量测定 … 130
  实验 3-11 饮料中维生素 C 的含量测定 … 131
  实验 3-12 阿司匹林水溶液的稳定性及有效期测定 … 131
  实验 3-13 电导法测定电解质的摩尔电导率与浓度的关系 … 132
  实验 3-14 某反应动力学速率方程的确定 … 134

附录 / 137

附录 A 国际原子量表节选（2007） … 137
附录 B 一些电解质水溶液的摩尔电导率（25℃） … 138
附录 C 乙酸的标准电离平衡常数 … 139

参考资料 / 140

第一章

化学实验室安全知识

第一节 实验室安全总则

凡准备进入实验室工作的人员，须经过实验室安全教育与培训，通过学校实验室安全学习考试系统，取得《实验室工作准入证》后，方可进入学校实验室工作。

（1）进入实验室必须遵守实验室的各项规定，严格执行操作规程。

（2）进入实验室应了解本实验室潜在的安全隐患和应急处理办法。熟悉本实验室水、电总开关位置，需要时使用者可及时关好相应开关。

（3）应熟悉洗眼器、紧急喷淋装置以及急救箱等实验室安全应急设施的位置及使用方法。熟悉实验室及所在楼层的烟雾报警器、手动报警器、应急灯等消防设施的位置及性能。熟悉灭火器种类、摆放位置及使用方法。熟悉安全疏散出口和自己所在位置的疏散方向。

（4）实验人员应根据需求选择合适的防护用品；使用前，应确认其使用范围、有效期和完好性。

（5）对于特殊岗位和特种设备，需经过相应的培训，方可上岗。

（6）禁止在实验室、办公室过夜留宿；禁止在实验室、办公室私拉电线、违章安装用电设备（如电炉等）。

（7）禁止在实验室内吸烟、进食；禁止独自一人在实验室里做危险性强、安全隐患大的实验；禁止在实验室放置与实验无关的物品；禁止在楼道内堆放任何物品。

（8）禁止在非放射性实验室使用放射性同位素。

（9）保持实验室整洁和地面干燥，及时清理废旧物品，保持消防通道畅通。

（10）禁止往下水口、卫生间垃圾桶倾倒或丢弃实验室废弃物品（废旧试剂、药品，空试剂瓶，动物实验废弃物，注射器针头等尖锐玻璃器皿），实验室废物必须按医学院规定进行收集和处理。

（11）实验进行中操作者不得随意离开实验室，具有安全保障和仪器运行可靠的实验可短时间离开，但离开时必须委托他人暂时代管实验。

（12）实验结束后，应及时清理实验用品；临时离开实验室，应随手锁门；最后离开实验室，必须检查仪器设备、水、电、气、门窗等是否关闭。

（13）发现安全隐患或发生实验室事故，应及时采取措施，并立即向实验室负责人汇报。

第二节　实验室个体防护

一、眼睛和面部的防护

1. 安全眼镜

在实验室里要佩戴有侧面防护挡片的安全眼镜（见图 1-1）。其目的是保护眼睛免受由接触悬浮微粒、化学溅出物质、碎片和尘埃造成的伤害。

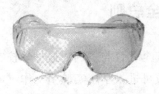

图 1-1　安全眼镜

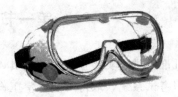

图 1-2　护目镜

2. 护目镜

在使用刺激和损害眼睛的腐蚀性液体、溶液或其他有害物质时，应一直戴上护目镜（图 1-2）。护目镜应该佩戴在常规眼镜或隐形眼镜外面。

当有潜在爆炸的反应、使用或混合强腐蚀性和强酸性溶液时，必须在佩戴安全眼镜或护目镜的同时佩戴面罩。

二、呼吸道的防护

根据实验室条件和所做实验内容需要，选择佩戴适用的防护口罩、过滤式面罩呼吸器、正压呼吸面罩，以保护呼吸系统。

三、皮肤及身体的防护

1. 手套

不同类型的手套提供不同的保护程度，根据所使用的化学物质，选择不同合成材料制成的手套。由丁基橡胶制作的手套可防酸或碱性化学试剂；由氰基橡胶制作的手套，除可用来防酸或碱外，还可防醚类或酮类有机溶剂；由聚乙烯醇材料制作的手套可防烃类及卤烃类有机溶剂；内层涂有聚氯丁二烯橡胶材料的手套可在－50～120 ℃的温度下使用，适用于低温或加热条件时的防护；在高温情况下应使用绝缘手套。

2. 着装

一般情况下，应穿着白大褂进入实验室。主要用来保护衣服，实验室用服装不能用易燃化纤材料制作。不得穿无袖衫、短裤、裙子、拖鞋以及暴露脚背脚跟的鞋子、高跟鞋。长辫长发必须扎紧，置于工作服内或戴工作帽。

第三节　实验室消防安全

一、实验室消防常识

（一）实验室常见火灾隐患

（1）电器设备过载，线路老化、短路；
（2）随意使用明火，电器设备使用不规范；
（3）易燃易爆化学品的存放与使用不规范；
（4）实验操作不当；
（5）消防通道不畅、废旧物品未及时清理。

（二）实验室预防火灾基本常识

（1）电气设备用电不得过载；发现电路老化、短路应及时报修更换。

（2）实验室严禁用明火，规范使用电气设备。不得在冰箱内储存低沸点溶剂，如乙醚、丙酮、石油醚、苯等；不得在烘箱内存放、干燥、烘焙有机物；不得用烘箱直接烘烤丙酮等低沸点溶剂洗过的玻璃仪器；定期检查加热设备的控温效果；不得在电烤箱等加热设备四周堆放易燃杂物；加热设备不能运转过夜，使用时要有专人看管。

（3）规范存放与使用易燃易爆化学试剂药品。化学试剂分类存放在专用试剂柜，使用恰当的安全容器妥善保存，以满足实验要求为准，不宜过多存放。如钾、钠保存在煤油中，白磷保存在水中。实验室中碱金属、碱土金属等遇水燃烧物质，需要妥善保管，并由专人管理。

（4）规范实验操作。如严禁在开口容器或密闭体系中加热有机溶剂；金属钠、钾及其他金属试剂严禁与水接触，反应完后及时用醇类处理；实验中不能研磨某些强氧化剂（如氯酸钾、硝酸钾、高锰酸钾等）或其混合物；减压操作时，禁止使用平底瓶；加压操作时，要采取适当的防护措施；实验结束后立即关闭气体阀门和电器开关，尽量清除或减少可燃、易燃物质。

二、火灾的扑救

(一) 救火方法

火灾的发展分为初起、发展和猛烈扩展三个阶段。其中初起阶段持续 5~10 min。实践证明，该阶段是最容易灭火的阶段，所以一旦出现事故，实验人员应首先保持冷静，立即组织人员，根据火灾的轻重、燃烧物的性质、周围的环境和现有的条件，采用相应的手段灭火。初期火势不大，应迅速利用实验室内的灭火器材（沙箱、灭火毯、石棉布、灭火器等）或其他措施控制和扑救。在灭火的同时，要迅速移走易燃、易爆物品，以防火势蔓延。注意根据不同情况可采取以下措施：

（1）对在容器中（如烧杯、烧瓶、漏斗等）发生的局部小火，可用石棉网、表面皿或木块等盖灭。

（2）有机溶剂在桌面或地面上蔓延燃烧时，可撒上细沙或用灭火毯扑灭。

（3）对钠、钾等金属着火，通常用干燥的细沙覆盖。严禁用水和 CCl_4 灭火器灭火，否则会导致猛烈的爆炸，也不能用 CO_2 灭火器。

（4）若衣服着火，立即脱除衣物。一般小火可用湿毛巾、灭火毯等包裹使火熄灭。若火势较大，可就近用楼层中喷淋装置浇灭，必要时可就地卧倒打滚。

（5）在反应过程中，若因冲料、渗漏、油浴着火等引起反应体系着火时，有效的扑灭方法是用几层灭火毯包住着火部位，隔绝空气使其熄灭，必要时使用灭火器。

（6）实验室仪器设备用电或线路发生故障着火时，应立即切断现场电源，并组织人员用灭火器进行灭火。

(二) 灭火器

灭火器的种类很多，常用的主要有：磷酸铵盐干粉灭火器、二氧化碳灭火器和泡沫灭火器。

1. 磷酸铵盐干粉灭火器

磷酸铵盐干粉灭火器可普遍用于固体、液体及电器的初起火灾，但不能扑救金属燃烧火灾。

2. 二氧化碳灭火器

二氧化碳灭火器是以高压气瓶内储存的二氧化碳气体作为灭火剂进行灭火，二氧化碳灭火后不留痕迹，适用于图书、档案、精密仪器的火灾，它不导电也适宜于扑救带电的低压电器设备和油类火灾，但不可用它扑救钾、钠、镁、锂等物质的火灾。使用二氧化碳灭火器时，一定要注意安全措施。因为空气中二氧化碳含量达到 8.5% 时，会使人血压升高，呼吸困难；当含量达到 20% 时，人就会呼吸衰弱，严重者可窒息死亡。所以，在狭窄的空间使用后应迅速撤离或戴呼吸器。其次，要注意勿逆风使用，因为二氧化碳灭火器喷射距离较短，逆风使用可使灭火剂很快被吹散而影响灭火。此外，二氧化碳从储存容器中喷出后，会由液体迅速汽化成气体，并从周围空气中吸收大量热量，因此使用中应防止冻伤。

3. 泡沫灭火器

泡沫灭火器适用于扑救一般易燃可燃液体、易燃气体和油脂类火灾,也可适用于固体可燃材料类火灾,但不能扑救水溶性可燃、易燃液体的火灾,如醇、酯、醚、酮等物质的火灾;也不能扑救电气设备和可燃金属类火灾。

4. 灭火器使用方法

所有的手提式灭火器都几乎按照以下方式操作:
(1) 拔出灭火器手柄上的保险销。
(2) 打开灭火器上的管口或者胶管,将其对准火焰的底部。
(3) 握紧灭火器上的手柄往下压,灭火剂即可喷出。
(4) 灭火时,将灭火器的喷嘴对准火苗根部来回挥动。

(三)逃生自救

熟悉逃生路径、消防设施及自救逃生的方法,将会事半功倍。
(1) 当突然发生火灾时,首先要强令自己保持镇静。如果火势大,立刻离开有危险发生的地区,同时拉响距离你最近的火灾报警器。
(2) 冷静寻找就近安全疏散通道撤离。若在楼上,应选择沿楼梯往下跑,禁止乘坐电梯(因为这时的电梯电源随时有可能被切断,并且电梯通道往往在发生火灾时首先成为烟雾的袭击部位而形成烟道)。若被火挡住,则应背向烟火方向离开,通过阳台、气窗、天台等往室外逃生。
(3) 要保护呼吸系统。在浓烟中避难逃生,要尽量放低身体,并用湿毛巾、衣服、布类等物品捂住嘴鼻(湿毛巾折叠8层为宜),以避免烟雾熏人导致昏迷或者中毒以及被热空气灼伤呼吸系统软组织窒息致死的危险。
(4) 不要盲目跳楼,可用绳子或把床单撕成条状连起来,紧拴在门窗框和重物上,顺势滑下。
(5) 当被大火围困又没有其他办法可自救时,应退居室内,关闭通往着火区的门窗,还可向门窗上浇水,延缓火势蔓延,并向窗外伸出衣物或抛出物件发出求救信号或呼喊,等待救援。
(6) 如果身上着了火,千万不可奔跑或拍打,应迅速撕脱衣物,或通过使用喷淋装置、就地打滚、覆盖厚重衣物等方式压灭火苗。

第四节　实验室水电安全

一、用电安全

1. 防止触电

(1) 不用潮湿的手接触电器。

(2) 所有电器的金属外壳都应保护接地。
(3) 实验时，应先连接好电路后才接通电源。实验结束时，先切断电源再拆线路。
(4) 修理或安装电器时，应先切断电源。

2. 防止引起火灾

(1) 实验室电路容量、插座等应满足仪器设备的功率需求；大功率的用电设备需单独拉线。
(2) 电线的安全用电量应大于用电功率。
(3) 存在易燃易爆化学品的场所，应避免产生电火花或静电。电器接触点（如电插头）接触不良时，应及时修理或更换。
(4) 化学实验室严禁一切明火；热源随用随插。
(5) 不得擅自拆、改电气线路，修理电器设备；不得乱拉、乱接电源线；多个大功率仪器不得共用一个接线板；接线板不得串接或直接放在地面上。
(6) 发生电器火灾时，首先尽快拉闸断电。在无法断电的情况下，应使用干粉、二氧化碳等不导电灭火剂来扑灭火焰，禁止用水或泡沫灭火器等导电液体灭火。

3. 用电设备使用安全

(1) 电器设备应有良好的散热环境，远离热源和可燃物品，确保电器设备接地、接零良好。
(2) 使用电器设备时，严格按照说明书注意事项安装放置，按操作规程操作。在电器设备使用过程中，如发现有不正常声响、发生过热现象或发出异味时，应立即切断电源，并报告实验室负责人员，进行检查。
(3) 加热电器设备使用时必须要有专人看管，用完要注意关机后再切断电源开关。加热设备不能运转过夜。电脑、空调和饮水机等一律不得开机过夜。
(4) 加热套和搅拌调压器归零后方可插电源。
(5) 电器设备的保险烧断时，应先查明烧断原因，排除故障后，再按原负荷选用适宜的保险丝进行更换，不得随意加入或用其他金属线代替。
(6) 电烤箱等加热设备四周禁止堆放易燃杂物，以免引起火灾。
(7) 注意保持电线和电器设备的干燥，防止线路和设备受潮漏电。
(8) 实验室内不应有裸露的电线头；电源开关箱内，不准堆放物品，以免触电或燃烧。
(9) 注意电器设备的使用寿命，寿命到了须及时更换。

二、用水安全

(1) 用水时注意水压的变化；特别注意回流、蒸馏接口皮管的牢固程度。
(2) 加热回流反应不能过夜。
(3) 不得向水槽中丢弃沸石、棉签等杂物，以免堵塞下水口。

（4）水龙头或水管漏水、下水道堵塞时，应及时联系报修、疏通。

（5）杜绝自来水龙头打开而无人监管的现象。

（6）定期检查冷却水装置的连接胶管接口和老化情况，及时更换，以防漏水。

（7）需在无人状态下用水时，要做好停水、漏水的应急准备。

（8）了解实验室自来水各级阀门、洗眼器和喷淋装置的位置。

第五节　实验室危险化学品使用安全

一、危险化学品分类

目前，我国主要依据《化学品分类和危险性公示　通则》（GB 13690—2009）和《危险货物分类和品名编号》（GB 6944—2012）这两个国家标准，将危险化学品分为九大类，分别是：①爆炸品；②气体；③易燃液体；④易燃固体、易于自燃的物质、遇水放出易燃气体的物质；⑤氧化性物质和有机过氧化物；⑥毒性物质和感染性物质；⑦放射性物质；⑧腐蚀性物质；⑨杂项危险物质和物品，包括危害环境物质。

二、化学物品采购

（1）剧毒、易制毒、易制爆等危险化学品，麻醉和精神类药品需经学校院领导在申请单上签字盖章，交到学校设备与实验室管理处。由学校设备处试剂办负责向公安机关办理申购手续后统一采购。

（2）一般化学物品应从具有化学品经营许可资质的公司统一招标购买。

三、化学物品贮存

1. 一般原则

（1）所有化学品和配制试剂应标签清晰。配制的试剂和反应产物等应标明名称、浓度或纯度、责任人、日期等信息。

（2）存放化学品的场所必须干燥、通风、远离热源和火源。

（3）实验室严禁存放大桶试剂和大量易燃、易爆品试剂及强氧化剂。

（4）化学品应密封、分类存放，切勿将不相容的、相互作用会发生剧烈反应的化学品混放。

（5）实验室要建立并及时更新化学品台账，及时清理无名、废旧化学品。

2. 危险品分类存放要求

（1）剧毒化学品、麻醉和精神类药品需存放在不易移动的保险柜或带双锁的冰箱内，实行"双人领取、双人运输、双人使用、双人双锁保管"的制度，并做好使用记录。

（2）易爆品应与易燃品、氧化剂隔离存放，最好保存在防爆试剂柜或防爆冰箱内（普通冰箱的温度调节阀及门阀在操作时经常会产生火花，可能引燃挥发的易燃液体蒸气，因此易燃且具有挥发性的液体禁止存放于普通冰箱中）。

（3）腐蚀品应放在防腐蚀试剂柜的最下层或下层垫防腐托盘置于普通试剂柜的最下层。

（4）还原剂、有机物等不能与浓硫酸、硝酸等氧化剂混放。

（5）强酸（尤其是硫酸），不能与强氧化剂的盐类（如高锰酸钾、氯酸钾等）混放；遇酸可产生有害气体的盐类（如氰化钾、硫化钠、亚硝酸钠、氯化钠、亚硫酸钠等）不能与酸混放。

（6）易产生有毒气体（烟雾）或难闻刺激气味的化学品应存放在有通风吸收装置的试剂柜内，或储存在密闭容器（干燥器）内再放在试剂柜内。

（7）金属钠、钾等碱金属应贮存在装有煤油容器中，放在远离水源的地方；白磷、汞应贮存于水中。

（8）易水解的试剂（如乙酸酐、乙酰氯、二氯亚砜等）不能与水溶液、酸、碱等混放。

（9）卤素（氟、氯、溴、碘）不能与氨、酸及有机物混放。

（10）氨不能与卤素、汞、次氯酸等接触。

四、化学品使用

（1）实验之前应先阅读使用化学品的安全技术说明书，了解化学品特性，采取必要的防护措施。

（2）严格按实验规程进行操作，在能够达到实验目的的前提下，尽量少用或用危险性低的物质替代危险性高的物质。

（3）使用化学品时，不能直接接触药品、品尝药品味道、把鼻子凑到容器口嗅闻药品的气味。

（4）严禁在开口容器或密闭体系中用明火加热有机溶剂，不得在烘箱内存放干燥易燃有机物。

（5）实验人员应佩戴防护眼镜、穿着合身的棉质白色工作服及采取其他防护措施，并保持工作环境通风良好。

第六节　实验室生物安全

实验室生物安全主要是指那些用以防止实验室使用或研究的自然生物、人工培育生物无意暴露或意外释放的防护原则、技术以及实践。

一、病原微生物分类

国家根据病原微生物的传染性、感染后对个体或者群体的危害程度，将病原微生物分为以下四类。

1. 危险度Ⅰ级（无或极低的个体和群体危险）

不太可能引起人或动物致病的微生物。

2. 危险度Ⅱ级（个体危险中等，群体危险低）

病原体能够对人或动物致病，但对实验室工作人员、社区、牲畜或环境不易造成严重危害。实验室暴露也许会引起严重感染，但对感染有有效的预防和治疗措施，并且疾病传播的危险有限。

3. 危险度Ⅲ级（个体危险高，群体危险低）

病原体通常能引起人或动物的严重疾病，但一般不会由感染个体向其他个体传播，并且对感染有有效的预防和治疗措施。

4. 危险度Ⅳ级（个体和群体的危险均高）

病原体通常能引起人或动物的严重疾病，并且很容易发生个体之间的直接或间接传播。对感染一般没有有效的预防和治疗措施。

二、实验室生物安全管理内容

（1）各生物实验室应结合本实验室特点，有针对性地制定安全管理制度并严格落实。
（2）在进入实验室前，各生物实验室对进入实验室工作的人员要进行实验室安全培训。
（3）各生物实验室应制订针对本实验室紧急情况的应急方案。

三、实验室准入规定

（1）张贴警告标志。如果实验涉及危险度高于Ⅱ级的微生物时，在实验室入口处应标有国际通用的生物危害警告标志。
（2）经实验室安全培训并通过的人员才能进入实验室工作区域，其他人员不能进入。
（3）与实验无关的动物不能带入实验室。

四、实验室工作区

（1）实验室保持干净整洁，不应在实验室内摆放与实验无关的物品。

（2）在实验室不能进食、饮水、吸烟，并应在明显位置张贴"禁止进食""禁止饮水""禁止吸烟"等标志。实验室工作区内的任何地方都不得储存食品及饮料。

（3）所有受污染的材料、样品和培养物在废弃或清洁再利用之前，必须清除污染。高压灭菌是清除污染的首选方法，利用消毒剂或化学试剂除去、杀灭微生物的替代方法也可以采用。

（4）每日工作完毕，所有操作台面、离心机、加样枪、试管架等必须擦拭、消毒。

（5）在没有人员进出时，实验室的门应保持关闭状态。

五、实验操作规范

（1）实验前必须先熟悉实验所涉及内容的相关安全知识。

（2）进行任何涉及危险材料的实验均须采用安全设备，在实验前应检查安全设备是否能够正常使用，如有问题应及时修理，修好之前不要急于做实验。

（3）在进行所有样本、培养物的相关操作时都应戴手套。当手套被污染时应立即脱掉，清洗双手，更换新手套。

（4）切勿用戴手套的手触摸皮肤，特别是眼、鼻、口或其他暴露的黏膜。禁止戴着手套在实验室来回走动或将手套带出实验室。

（5）切勿将液体、标签等实验物品放入口中或舔舐。

（6）所有样本、培养物和废物应以安全的方式处理和处置，并进行安全有效的保存。样本、培养物或废物要进行废弃处理，必须经高压灭菌等有效方式消除污染后方可处理。

（7）任何有形成气溶胶可能性的操作都必须在生物安全柜里进行。所有的实验步骤都应尽可能使气溶胶或气雾的形成控制在最低限度。有害气溶胶不能直接排放到大气中。

（8）必须严格按操作规程使用移液器。

（9）在实验中应尽可能减少利器的使用，应尽可能使用替代品。包括针头、玻璃、一次性手术刀在内的利器应在使用后立即放置在耐扎容器中。尖利物容器应在内容物达到三分之二前更换。

（10）任何实验室事故或异常情况，无论大小都必须向实验室负责人报告并及时处置，处置完成后应将处理过程详细记录并存档。

第七节　实验动物安全管理细则

一、实验动物的购置

（1）实验室应根据所开设实验的需要，确定所要购置动物的种类和数量，并由专人登记，不准谎报、隐瞒。

(2) 实验动物必须由专门的合法单位培育，并达到医学实验的要求，不许捕获野生动物来替代实验动物，严禁经不明、不正当途径购置。

(3) 所购置的实验动物必须从实验要求出发，经过有关部门的检疫，检疫合格后方可购置，禁止因贪图小利而购置不合格的动物。

(4) 实验动物在运输中应严格遵守运输规定，由专人负责运输全程，需要长途运输时，要处理好动物的饮食、粪便的排放等问题。

二、实验动物的育养及动物房的管理

(1) 所有购置的动物应安置在动物房进行育养，动物房必须配备适合动物生长的饲料、器具等，饲料、器具应严格按照饲养的要求购买。

(2) 实验室要选派一名责任心强的人员负责管理动物房，动物的育养由熟知业务知识、细致而具有育养经验的专人主管。

(3) 实验动物应分类饲养，同种动物可按年龄、雌雄和有无染毒等进行饲养，并按要求做好标记。

(4) 在饲养过程中需密切观察动物的健康状况，定期检查，做好记录，一旦发现动物发病，应立即隔离，甚至进行焚烧、销毁。

(5) 每天清点实验动物，并定期清扫动物的粪便，保持动物房的清洁。

(6) 实验室应组织育养人员定期进行身体检查，防止人畜共患性疾病在人身上发病，如果发现疾病，要及时进行医治。

三、实验动物的领用

(1) 需根据实验要求领取实验动物，由专人登记好种类、数量及用途。

(2) 实验人员抓取动物时要按照育养人员的要求去做，并做好安全防护措施，戴好手套等，防止被动物抓伤、咬伤。

(3) 实验人员在使用实验动物的过程中，必须认真按照实验操作规程进行，要爱护、珍惜实验动物，不准随意浪费。

四、实验动物的销毁

(1) 实验结束后，实验动物的尸体要统一收集，并到指定的放置地点去深埋，严禁随便乱放、乱扔。

(2) 实验后存活的动物要按规定处死并销毁，不准私自带离实验室另作别用。

(3) 感染疾病的动物应视疾病的类型严格进行处置，防止疾病的发展和蔓延。

五、实验动物的后续处理

（1）实验室如发现有剩余的实验动物，不得随意处理，应交回动物房进行处置。

（2）对违反本细则的有关人员，由有关主管部门视情节的轻重给予处罚。

第八节　实验室废弃物品的处置

实验室废物必须按医学院规定进行收集和处理，严禁把任何实验室废物（废试剂药品、空试剂瓶及注射器针头等）丢弃到卫生间垃圾桶里或排放到排水系统里。

一、实验室危险化学废物及空试剂瓶的处置

（一）危险化学废物及空试剂瓶回收的规范要求

1. 一般化学废液

（1）一般化学废液分三类废液收集桶收集和存放，即：含卤有机物废液、一般有机物废液、无机物废液。

（2）上述三类废液收集桶是由设备与实验室管理处负责统一配置，并分三类印制标签。每个废液收集桶上应贴有对应的标签，标明回收废液的类别。实验过程中将废液（含废旧液体试剂）按分类要求倒入对应的收集桶，并在桶体标签上认真填写主要废液成分。

（3）倒入废液前应仔细查看该废液桶的标签，确认倒入后不会与桶中已有的化学物质发生异常反应（如产生有毒挥发性气体、剧烈放热等），否则应单独暂存于其他容器中，并贴上标签。

（4）不可将剧毒物质倒入上述三类废液收集桶。

（5）一般化学废液收集桶中的废液不应超过容器最大容量的90%，收集废液后应随时盖紧盖子，存放于实验室较阴凉并远离火源和热源的位置。

（6）化学固体废物应及时装瓶，贴好标签，标注主要成分。废旧固体化学试剂在原瓶内存放，保持原有标签，必要时注明是废弃试剂。积存到一定量后装入纸箱，交医学院办公室集中回收处理。

2. 剧毒化学废液

（1）实验室产生的剧毒废液，暂存在单独的容器中，不可将几种剧毒物质废液混在一个容器中，按剧毒试剂管理的规定进行妥善保管。拟处理时，填写《剧毒化学废液登记表》，与医学院实验室管理处实验室管理办公室单独联系回收处理事宜。

（2）过期或由于其他原因不再使用的废旧剧毒化学试剂应原瓶存放，保持原有标签

并醒目地标注其为废弃剧毒试剂,与医学院实验室管理处实验室管理办公室单独联系回收处理事宜。

(二)实验室危险化学废物处置流程

(1) 领取废液收集桶和"危险废物"分类标签。

(2) 待废液收集桶收满后,在收集容桶外加贴"危险废物"标签,注明"主要成分""地址""电话""联系人"等信息标签。

由学院工作人员现场核对清单及标签内容,清点数量,合格后直接装车回收。点验不合格,一律不予回收。

二、实验室破裂玻璃器皿的处置

根据学校相关管理规定,实验室损伤性废物(具有尖锐破坏性质的物品,如注射针头、注射器、手术刀、破裂玻璃器皿等)必须按要求置于利器盒内,严禁随意丢弃。在转运利器盒内玻璃器皿时,请实验人员用防扎漏包装将其包裹好,在包裹外贴标签注明"破裂玻璃器皿",并与本楼保洁员说明情况,请保洁员帮助清运。

第九节 实验室事故应急措施

一、医学院各实验室应配备的药品和用品

(1) 消毒剂:碘酒、75%卫生酒精棉球等。

(2) 外伤药:龙胆紫药水、止血粉等。

(3) 烫伤药:烫伤油膏等。

(4) 治疗用品:药棉、纱布、创可贴、剪刀、镊子等。

二、割伤的紧急处理方法

若伤口里有异物,应先用消过毒的镊子取出来,挤出一点血,在伤口上擦龙胆紫药水,消毒后用止血粉外敷,再用纱布包扎。伤口较大、流血较多时,可用纱布压住伤口止血,并立即送医务室或医院治疗。

三、烫伤的紧急处理方法

一旦被火焰、蒸汽、红热的玻璃、铁器等烫伤时,立即将伤处用大量水冲淋或浸泡,可在伤处涂些烫伤膏或万花油后包扎送医院治疗。禁止采用冰敷的方式治疗烫伤,

冰会损伤已经破损的皮肤并导致伤口恶化。不要弄破水泡，以防感染。

四、腐蚀物品灼伤的急救方法

（1）硫酸、发烟硫酸、硝酸、发烟硝酸、氢碘酸、氢溴酸、氯磺酸触及皮肤时，应立即用大量流动清水持续冲洗，随后用2%～5%碳酸氢钠溶液冲洗，最后用清水冲洗。如灼伤严重及时送医院救治。

注意事项：氢氟酸能腐烂指甲、骨头，滴在皮肤上，会形成难以治愈的烧伤。皮肤若被其灼伤后，先用大量水冲洗20 min以上，再用冰冷的饱和硫酸镁溶液或70%酒精浸洗30 min以上；或用大量水冲洗后，用肥皂水或2%～5%碳酸氢钠溶液冲洗，用5%碳酸氢钠溶液湿敷。局部可用松软膏或紫草油软膏及硫酸镁糊剂外敷。

（2）氢氧化钠、氢氧化钾等碱灼伤皮肤时，先用大量清水冲洗，再用1%硼酸溶液或2%乙酸溶液浸洗，最后用清水洗。

（3）三氯化磷、三溴化磷、五氯化磷、五溴化磷和溴触及皮肤时，应立即用清水冲洗5 min以上，再送往医院救治。磷烧伤也可用湿毛巾包裹，或用1%硝酸银或1%硫酸钠冲洗15 min后进行包扎。禁用油质敷料，以防磷吸收引起中毒。溴灼伤，用水冲洗后，可用1体积25%氨水、1体积松节油和10体积95%酒精混合液涂敷。

（4）盐酸、磷酸、偏磷酸、焦磷酸、乙酸、乙酸酐、氢氧化铵、次磷酸、氟硅酸、亚磷酸、煤焦酚触及皮肤时，立即用清水冲洗。

（5）无水三氯化铝、无水三溴化铝触及皮肤时，可先干拭，然后用大量清水冲洗。

（6）甲醛触及皮肤时，可先用水冲洗后，再用酒精擦洗，最后涂甘油。

（7）碘触及皮肤时，可用淀粉物质（如米饭等）涂擦，这样可以减轻疼痛，也能褪色。

（8）溴灼伤是很危险的。被溴灼伤后的伤口一般不易愈合，必须严加防范。凡用溴时都必须预先配置好适量的20%硫代硫酸钠溶液备用。一旦有溴沾到皮肤上，立即用硫代硫酸钠溶液冲洗，再用大量水冲洗干净，包上消毒纱布后就医。

注意事项：在受上述灼伤后，若创面起水泡，均不宜把水泡挑破。

五、化学冻伤的应急处理方法

化学冻伤应迅速脱离低温环境和冰冻物体，将冻伤部位用40 ℃（不要超过此温度）温水浸泡20～30 min，水温要稳定，将冻结物融化后脱下或剪开。在对冻伤部位进行复温的同时，尽快就医。对于心跳呼吸骤停者要施行心脏按压和人工呼吸。严禁用火烤、雪搓、冷水浸泡或猛力捶打等方式作用于冻伤部位。

六、化学药品中毒的应急处理方法

实验中若感觉咽喉灼痛，出现嘴唇脱色或发绀，胃部痉挛或恶心呕吐、心悸头痛等症状时，则可能系中毒所致。视中毒原因施以不同急救后，立即送医院治疗。

1. 一般的应急处理方法

（1）误服后的应急处理方法

为了降低胃中药品的浓度，延缓毒物被人体吸收的速度并保护胃黏膜，可饮用如牛奶、打溶的蛋、面粉、淀粉或土豆泥的悬浮液以及水等任一种东西。如果一时弄不到上述东西，可于 500 mL 蒸馏水中加入约 50 g 活性炭，用前再添加 400 mL 蒸馏水（一般 5～10 g 活性炭，大约可吸收 1 g 毒物），并把它充分摇动润湿，给患者分次少量吞服进行引吐或导泻。同时，迅速送医院治疗。

（2）吸入时的应急处理方法

① 立刻将患者转移到空气新鲜的地方，解开衣服，放松身体。

② 呼吸能力减弱时，要马上进行人工呼吸，并尽快送医院急救。

2. 无机化学药品中毒的应急处理方法

（1）强酸（致命剂量 1 mL）

误服后立刻饮服 200 mL 氧化镁悬浮液或者氢氧化铝凝胶、牛奶及水等，迅速把毒物稀释。然后再服大量打溶的鸡蛋作缓和剂，送医治疗。因碳酸钠或碳酸氢钠会产生二氧化碳气体，故不要使用。

（2）强碱（致命剂量 1 g）

误服后直接用 1% 乙酸水溶液将患部洗至中性。迅速饮服 500 mL 稀的食用醋（1 份食用醋加 4 份水）或鲜橘子汁将其稀释。

（3）氨气

立刻将患者转移到空气新鲜的地方，然后，给其输氧。进入眼睛时，将患者躺下，用水洗涤角膜至少 5 min。其后，再用稀乙酸或稀硼酸溶液洗涤。

（4）卤素气体

把患者转移到空气新鲜的地方，保持安静。吸入氯气时，给患者嗅 1∶1 的乙醚与乙醇的混合蒸气；若吸入溴气时，则给其嗅稀氨水。

（5）二氧化硫、二氧化氮、硫化氢气体

把患者移到空气新鲜的地方，保持安静。进入眼睛时，用大量水洗涤，并要洗漱咽喉。

（6）砷（致命剂量 0.1 g）

使患者立刻呕吐，然后饮食 500 mL 牛奶。再用 2～4 L 温水洗胃，每次用 200 mL。

（7）汞（致命剂量 0.1 g）

先饮食脱脂牛奶以缓解胃的吸收，然后，立刻饮服二巯基丙醇溶液及于 200 mL 水中溶解 30 g 硫酸钠制成的溶液作泻剂。

（8）铅（致命剂量 0.5 g）

保持患者每分钟排尿量 0.5～1 mL，至连续 1～2 h 以上。饮服 10% 右旋糖酐水溶液（按每公斤体重 10～20 mL 计）。或者，以每分钟 1 mL 的速度，静脉注射 20% 甘露醇水溶液,至每公斤体重达 10 mL 为止。

(9) 镉(致命剂量 10 mg)、锑(致命剂量 100 mg)

吞食时,使患者呕吐。

(10) 钡(致命剂量 1 g)

将 30 g 硫酸钠溶解于 200 mL 水中口服,或洗胃导出。

(11) 硝酸银

将 3~4 茶匙食盐溶解于一酒杯水中饮服。然后,服用催吐剂,或者进行洗胃或饮牛奶。接着用大量水吞服 30 g 硫酸镁泻药。

3. 有机化学药品中毒的应急处理方法

误食有机试剂如醛酮、胺类、酚类、烃类后,立刻饮食大量水或牛奶以减少胃对毒品的吸收,接着用洗胃或催吐等方法,使吞食的毒品排出体外,然后服下泻药。

(1) 甲醇(致命剂量 30~60 mL)

用 1%~2% 碳酸氢钠溶液充分洗胃。然后,把患者转移到暗房,以抑制二氧化碳的结合能力。为了防止酸中毒,每隔 2~3 h,经口每次吞服 5~15 g 碳酸氢钠。同时,为了阻止甲醇的代谢,在 3~4 日内,每隔 2 h,以平均每公斤体重 0.5 mL 的数量,饮 50°以上的白酒。

(2) 乙醇(致命剂量 300 mL)

用自来水洗胃,除去未吸收的乙醇。然后,一点点地吞服 4 g 碳酸氢钠。

(3) 酚类化合物(致命剂量 2 g)

① 吞食的情况:马上给患者饮自来水、牛奶或吞食活性炭,以减缓毒物被吸收的程度,接着反复洗胃或催吐,然后,再饮服 60 mL 蓖麻油及于 200 mL 水中溶解 30 g 硫酸钠制成的溶液。不可饮服矿物油或用乙醇洗胃。

② 烧伤皮肤的情况:先用乙醇擦去酚类物质,然后用肥皂水及水洗涤。

(4) 乙二醇

用洗胃、服催吐剂或泻药等方法,除去吞食的乙二醇。然后,静脉注射 10 mL 10%葡萄糖酸钙,使其生成草酸钙沉淀。同时,对患者进行人工呼吸。聚乙二醇及丙二醇均为无害物质。

(5) 乙醛(致命剂量 5 g)、丙酮

用洗胃或服催吐剂等方法,除去吞食的药品。随后服下泻药。呼吸困难时要输氧。丙酮不会引起严重中毒。

(6) 苯胺(致命剂量 1 g)

如果苯胺沾到皮肤时,用肥皂和水把其洗擦除净。若吞食时,用催吐剂、洗胃及服泻药等方法把它除去。

(7) 三硝基甲苯(致命剂量 1 g)

沾到皮肤时,用肥皂和水,尽量把它彻底洗去。若吞食时,可进行洗胃或用催吐剂催吐,将其大部分排除之后,才服泻药。

(8) 有机磷(致命剂量 0.02~1 g)

万一吞食，用催吐剂催吐，或用自来水洗胃等方法将其除去。沾在皮肤、头发或指甲等地方的有机磷，要彻底把它洗去。

（9）甲醛（致命剂量 60 mL）

万一吞食，立刻饮食大量牛奶，接着用洗胃或催吐等方法，使吞食的甲醛排出体外，然后服下泻药。有可能的话，可服用1‰碳酸铵水溶液。

（10）二硫化碳

吞食时，给患者洗胃或用催吐剂催吐。将患者躺下并加保暖，保持通风良好。

（11）一氧化碳（致命剂量 1 g）

清除火源。将患者转移到空气新鲜的地方，使其躺下。为了使其减少氧气的消耗量，加保暖。

七、触电救护

（1）尽快让触电人员脱离电源。应立即关闭电源或拔掉电源插头。若无法及时找到或断开电源，可用干燥的木棒、竹竿等绝缘物挑开电线；不得直接触碰带电物体和触电者的裸露身体。

（2）实施急救并求医。触电者脱离电源后，应迅速将其移到通风干燥的地方仰卧。若触电者呼吸、心跳均停止，应在保持触电者气道通畅的基础上，立即交替进行人工呼吸和胸外按压等急救措施，同时立即拨打120，尽快将触电者送往医院，途中继续进行心肺复苏术。

第二章

化学实验基本知识和技能

第一节 化学实验基础知识

一、课程要求

（一）实验操作要求

（1）规范基本操作，正确使用仪器。

（2）用钢笔或圆珠笔填写，对文字记录应简单、明了、清晰、工整，对数据记录，要尽量采用一定的表格形式。

（3）认真观察实验现象，及时如实做好详细记录，科学推断、逻辑推理，得出正确结论。

（4）实验中要勤于思考、仔细分析，力争自己解决问题。遇到疑难问题，可查资料，也可与教师讨论，获得指导。若实验失败，要检查原因，经教师同意后方可重做实验。

（5）实验后认真独立地完成实验报告，书写应字迹端正、简明扼要、整齐清洁，绝不允许草率应付或抄袭编造。通过查询手册及参考资料，写出实验总结，亦可在实验报告上对实验现象、实验误差及出现的其他问题进行讨论，敢于提出自己的见解或对实验提出改进意见。

（二）有效数字的记录与处理

有效数字保留的位数，应根据分析方法与仪器的精确度来决定，一般使测得的数值中只有最后一位是可疑的。例如在电子分析天平上称取试样 0.5000 g，这不仅说明试样的质量 0.5000 g，还说明称量的误差在±0.0002 g 以内。如将其质量记录成 0.50 g，则说明该试样是在台秤上称量的，其称量误差为±0.02 g，故记录数据的位数不能任意增加或减少。在使用电子分析天平称量时，记录的质量数值都在小数点后四位，但是有效数字却不一样。

对于精密玻璃仪器，如滴定管、移液管和吸量管，应按其容量保留有效数字。当用 25 mL 滴定管测定溶液体积时，如测量体积大于 10 mL 小于 25 mL 时，应记录为 4 位有效数字，例如写成 10.25 mL；如测定体积小于 10 mL 时，应记录 3 位有效数字，例如写成 8.13 mL。当用 25 mL 移液管移取溶液时，应记录为 25.00 mL；当用 5 mL 吸量管吸取溶液时，应记录为 5.00 mL。当用 250 mL 容量瓶配制溶液时，所配溶液体积应记录为 250.0 mL。当用 50 mL 容量瓶配制溶液时，应记录为 50.00 mL。

实验数据直接记录在原始数据记录表上，并且按照相应的仪器合理保留有效数字位数，不得随意增减有效数字位数。实验报告应有误差分析。某些实验需要作图汇出曲线的，必须用坐标纸或 Excel 表格作图，严禁自行画图，相应曲线应给出数学方程表达式。

（三）课堂要求

（1）实验过程中应严谨、认真地独立完成实验，培养规范的科学的工作作风。

（2）实验完成后应做好清洁卫生工作，保持仪器、台面、水槽的洁净。关闭所有水电。

（3）每次实验前由班干部指定值日生，值日生应整理公共仪器和药品，打扫实验室，清倒废物，并检查水电和门窗。

二、常用玻璃仪器

玻璃仪器按玻璃的性质不同可以简单地分为软质玻璃仪器和硬质玻璃仪器两类。软质玻璃承受温差的性能、硬度和耐腐蚀性都比较差，但透明度比较好，一般用来制造不需要加热的仪器，如试剂瓶、漏斗、量筒、吸管等。硬质玻璃具有良好的耐受温差变化的性能，用它制造的仪器可以直接用灯火加热，这类仪器耐腐蚀性强、耐热性能以及耐冲击性能都比较好，常见的烧杯、烧瓶、试管、蒸馏器和冷凝管等都用硬质玻璃制作。

玻璃仪器按用途可以分为容器类、量器类和其他常用器皿三大类。

以下主要介绍几种常用玻璃仪器。

1. 烧杯

常用的烧杯有低型烧杯、高型烧杯、三角烧杯三种（图 2-1），主要用于配制溶液，煮沸、蒸发、浓缩溶液，进行化学反应以及少量物质的制备等。烧杯用硬质玻璃制造，可承受 500 ℃以下的温度，在火焰上可直接或隔石棉网加热，也可选用水浴、油浴或沙浴等加热方式。烧杯的规格从 25 mL 至 5000 mL 不等。

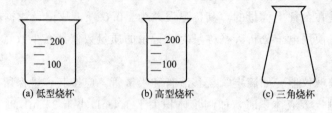

图 2-1 各类烧杯

2. 烧瓶

烧瓶用于加热煮沸以及物质间的化学反应,主要有平底烧瓶、圆底烧瓶、三角烧瓶、碘量瓶以及蒸馏烧瓶(图 2-2)。平底烧瓶不能直接用火加热,圆底烧瓶可以直接用火加热,但两者都不能骤冷,通常在热源与烧瓶之间加隔石棉网。三角烧瓶也称锥形瓶,加热时可避免液体大量蒸发,反应时便于摇动,在滴定操作中经常用它作容器。碘量瓶主要用于碘量法的测定中,也用于需严防液体蒸发和固体升华的实验,但加热或冷却瓶内溶液时应将瓶塞打开,以免因气体膨胀或冷却,使塞子冲出或难以取下。蒸馏烧瓶是供蒸馏使用的,蒸馏常用的还有三口烧瓶和四口烧瓶。

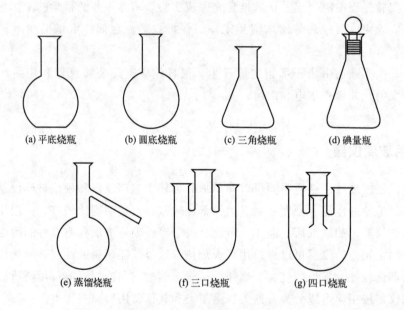

图 2-2 各类烧瓶

3. 分馏管、冷凝管和接管

分馏管也称分馏柱或分凝器,主要用于分馏操作。常见的分馏管有无球分馏管[图 2-3(a)]、一球分馏管[图 2-3(b)]、二球分馏管[图 2-3(c)]、三球分馏管、四球分馏管和刺形分馏管。

冷凝管也称冷凝器,供蒸馏操作中冷凝用。常见的冷凝管有空气冷凝管、直形冷凝管、球形冷凝管、蛇形冷凝管 [图 2-3(d)～(g)]。

接管是蒸馏时连接冷凝管用的，常见的有直形接管和弯形接管 [图 2-3(h) 和 (i)]。

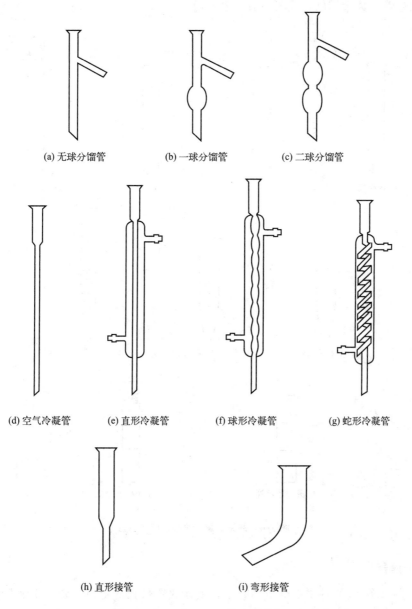

图 2-3　各类分馏管、冷凝管和接管

4. 试管、离心管和比色管

试管主要用作少量试剂的反应容器，常用于定性试验。试管可直接用酒精灯加热，加热后不能骤冷。试管内盛放的液体量，如果不需要加热，不要超过 1/2；如果需要加热，不要超过 1/3。加热试管内的固体物质时，管口应略向下倾斜，以防冷凝水回流至试管底部而使试管破裂。常见的试管有普通试管、具支试管、刻度试管、具塞试管等 [图 2-4(a)～(d)]。

离心试管用于定性分析中的沉淀分离，如尖底离心管、尖底刻度离心管和圆底刻度离心管等［图 2-4(e)~(g)］。比色管是化学实验中用于目视比色分析实验的主要仪器，如开口比色管、具塞比色管［图 2-4(h)和(i)］。

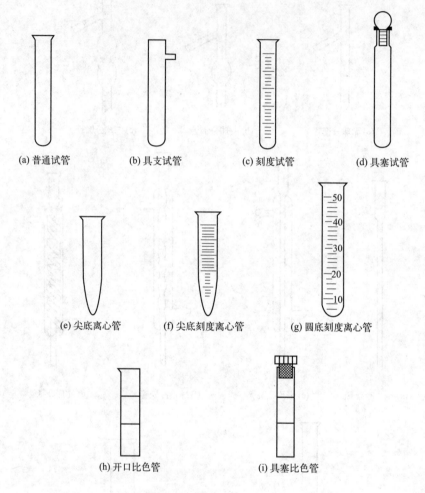

图 2-4　各类试管、离心管和比色管

5. 干燥器

干燥器（图 2-5）的中下部口径略小，上面放置带孔的瓷板，瓷板上放置待干燥的物品，瓷板下面放有干燥剂。常用的干燥剂有 P_2O_5、碱石灰、硅胶、无水 $CaSO_4$、CaO、无水 $CaCl_2$、无水 $CuSO_4$、浓硫酸等。固态干燥剂可直接放在瓷板下面，而液态干燥剂放在小烧杯中，再放到瓷板下面。

干燥器主要用于保持固态、液态样品或产物的干燥，也用来存放防潮的小型贵重仪器和已经烘干的称量瓶、坩埚等。使用干燥器时，要沿边口涂抹一薄层凡士林研合均匀至透明，使顶盖与干燥器本身保持密合，不致漏气。开启顶盖时，应稍稍用力使干燥器顶盖向水平方向缓缓错开，取下的顶盖应翻过来放稳。热的物体应冷却到略高于室温时，再移入干燥器内。

干燥器直径从 100 mm 至 500 mm 不等。干燥器洗涤过后，要吹干或风干，切勿用加热或烘干的方法去除水汽。久存的干燥器或室温低时，若顶盖打不开，可用热毛巾或暖风吹化开启。

6. 试剂瓶

试剂瓶（图 2-6）用于盛装各种试剂。常见的试剂瓶有小口试剂瓶、大口试剂瓶和滴瓶（图 2-6）。试剂瓶有无色和棕色之分，其中棕色试剂瓶用于盛装应避光的试剂。小口试剂瓶和滴瓶常用于盛放液体药品，大口试剂瓶常用于盛放固体药品。试剂瓶又有磨口和非磨口之分，一般非磨口试剂瓶用于盛装碱性溶液或浓盐溶液，使用橡皮塞或软木塞；磨口试剂瓶盛装酸、非强碱性试剂或有机试剂，瓶塞不能调换，以防漏气。若长期不用，应在瓶口和瓶塞间加放纸条，便于开启。试剂瓶不能用火直接加热，不能在瓶内久贮浓碱、浓盐溶液。

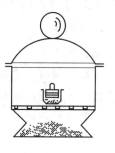

图 2-5　干燥器

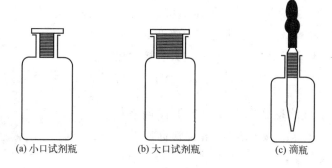

图 2-6　各类试剂瓶

7. 抽滤瓶

抽滤瓶（图 2-7）主要供晶体或沉淀进行减压过滤用。具体用法详见本章"减压过滤"相关内容。

8. 称量瓶

称量瓶主要用于使用分析天平时称取一定量的试样，不能用火直接加热，瓶盖是磨口的，不能互换。称量瓶有高型和扁型两种（图 2-8）。

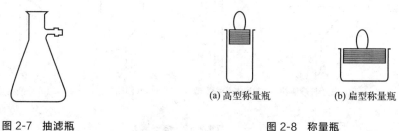

图 2-7　抽滤瓶　　　　　　　　　图 2-8　称量瓶

9. 表面皿和蒸发皿

表面皿（图 2-9）主要用作烧杯的盖，防止灰尘落入和加热时液体迸溅等。表面皿不能直接用火加热。

蒸发皿有平底和圆底两种形状（图 2-10），主要用于使液体蒸发，能耐高温，但不宜骤冷。蒸发溶液时一般放在石棉网上加热，如液体量多，可直接加热，但液体量以不超过蒸发皿深度的 2/3 为宜。

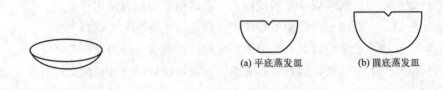

图 2-9　表面皿　　　　　图 2-10　蒸发皿

10. 研钵

研钵（图 2-11）主要用于研磨固体物质，有玻璃研钵、瓷研钵、铁研钵和玛瑙研钵等。玻璃研钵、瓷研钵适用于研磨硬度较低的物料，硬度大的物料应用玛瑙研钵。研钵不能用火直接加热。

11. 漏斗

漏斗主要用于过滤操作和向小口容器倾倒液体。常见的有 60°角短管标准漏斗、60°角长管标准漏斗、圆筒形漏斗和筋纹漏斗，部分漏斗见图 2-12(a)～(c)。筋纹漏斗内壁有若干凹筋，可以提高过滤速度。

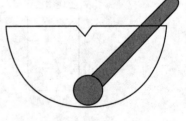

图 2-11　研钵

分液漏斗［图 2-12(d)］主要用于互不相溶的两种液体分层和分离，常见的有球形、梨形、筒形等。球形分液漏斗适用于萃取分离操作；梨形分液漏斗除用于分离互不相溶的液体外，在合成反应中常用来随时加入反应试液。有刻度梨形和筒形漏斗常用于控制加液速度。

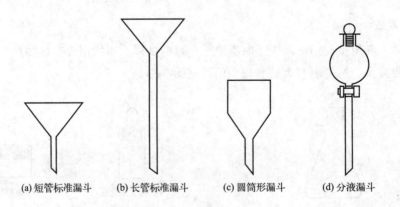

图 2-12　各类漏斗

12. 量筒和量杯

量筒和量杯（图 2-13）主要用于量取一定体积的液体。在配制和量取浓度和体积不要求很精确的试剂时，常用它来直接量取溶液。量筒和量杯读数时，视线与刻度的关系见图 2-14。

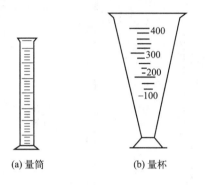

图 2-13　量筒和量杯

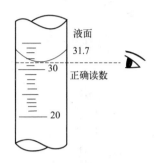

图 2-14　视线与刻度的关系

13. 容量瓶

容量瓶（图 2-15）是一种细颈平底的容量器，带有磨口玻璃塞或塑料塞。瓶颈上有标线，表示在所指温度（一般为 20 ℃）下，液体充满至标线时，液体的体积恰好与瓶上所注明的容积相等。容量瓶一般用于配制标准溶液、试样溶液或用于准确稀释溶液，然后与容量吸管或刻度吸管联用，分取其中一定比例的溶液。通常用的容量瓶有 25 mL、50 mL、100 mL、250 mL、500 mL、1000 mL 等规格。必须注意：容量瓶是经过校正用于定量分析的器皿，在一般情况下，它能满足规定有效数字的要求，在使用上应与量筒有所区别。

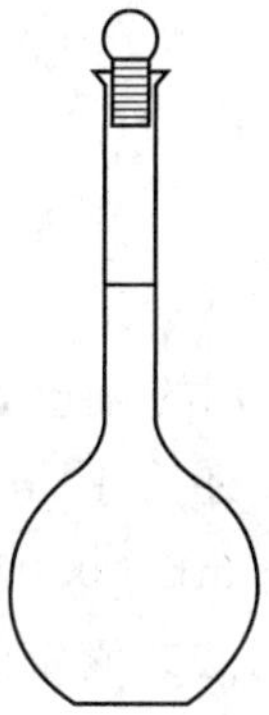

14. 移液管

移液管是用于准确量取一定体积溶液的器皿，中间有一膨大的球部，球部上、下均为较细窄的管，上部刻有标线的又称为单标记移液管或容量吸管［图 2-16(a)］。常用的容量吸管有 5 mL、10 mL、25 mL、50 mL 等规格。具有分刻度的移液管又称为刻度移液管或刻度吸管，如图 2-16(b) 所示，常用的刻度吸管有 1 mL、2 mL、5 mL、10 mL 等规格。

图 2-15　容量瓶

15. 滴定管

滴定管是用于滴定分析的主要器皿，它可以准确计量滴定过程中所用的滴定剂的体积。滴定管一般分为两种：一种下端带有玻璃旋塞，可以转动，如图 2-16(c) 所示，通过旋塞转动的角度，可以控制滴定剂流速。这种滴定管用来盛放酸性、中性或氧化性滴定剂（如 HCl、$AgNO_3$、$KMnO_4$、$K_2Cr_2O_7$ 等），称为酸式滴定管。酸式滴定管不能盛碱性溶液，因为碱性溶液能腐蚀玻璃，使玻璃旋塞难于转动。因此盛放碱性滴定剂的滴定管需将下端改用橡皮管连接，内放一玻璃珠，借以控制滴定剂流速，橡皮管下端有一根尖嘴玻璃管，这种滴定管称为碱式滴定管［如图 2-16(d)］。碱式滴定管主要用来填装碱性、非氧化性物质，如 NaOH、Na_2SiO_3 等。

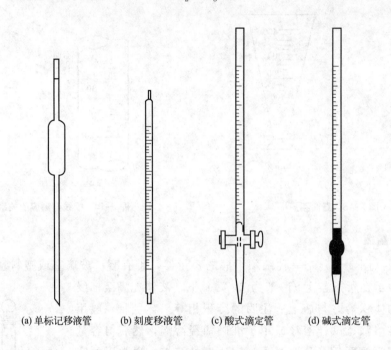

(a) 单标记移液管　　(b) 刻度移液管　　(c) 酸式滴定管　　(d) 碱式滴定管

图 2-16　移液管和滴定管

常用的滴定管容积为 25 mL 或 50 mL，最小刻度为 0.1 mL，读数可估计到 0.01 mL。此外，还有 10 mL、5 mL、2 mL、1 mL 的半微量滴定管和微量滴定管，最小刻度为 0.5 mL、0.01 mL 或 0.005 mL。除了必须使用碱性滴定管的情况外，一般尽可能选用酸式滴定管。这主要是因为碱式滴定管不如酸式滴定管容易控制，而且许多滴定剂，例如高锰酸钾、碘、硝酸银等，都能与橡皮管起作用。因此，酸式滴定管在酸碱滴定（以酸为滴定剂）、氧化还原滴定、配位滴定和沉淀滴定中都广泛使用。

16. 标准磨口仪器

所谓标准磨口仪器，是指标准磨塞和标准磨口的直径都采用国际通用的统一尺寸，其锥度比例均为 1:10，由硬质玻璃制成。同类规格的标准磨口仪器可任意互换。这类仪器的品种有烧瓶、过滤瓶、冷凝管、接管、蒸馏头、分液漏斗等，使用时可查阅有关资料。

使用标准磨口仪器，口与塞对合后，不要在干态下转动摩擦，以免损伤磨面。

第二节　化学实验基本操作

一、玻璃仪器的洗涤和干燥

（一）仪器的洗涤

化学实验室经常使用各种玻璃仪器，而这些仪器是否干净，常常影响到实验结果的准确性，所以应该保证所使用的仪器是很干净的。一般来说，玻璃仪器洗干净后，内壁附着的水均匀，既不聚集成滴，也不成股流下。

洗涤玻璃仪器的方法很多，应根据实验的要求、污物的性质和沾污的程度来选用。一般说来，附着在仪器上的污物既有可溶性物质，也有尘土和其他不溶物质，还有油污和有机物质。针对这种情况，可以分别采用下列洗涤方法。

1. 直接使用自来水刷洗

用自来水冲洗对除去水溶性物质以及附在仪器上的尘土及其他不溶物有效，但难以除去油污及某些有机物。

2. 有机溶剂洗涤

对于某些有机污染物，应选取相应的有机溶剂洗涤。

3. 用去污粉、肥皂或合成洗涤剂刷洗

肥皂和合成洗涤剂的去污原理已众所周知，不必重述。去污粉是由碳酸钠、白土、细沙等混合而成。使用时，首先用自来水浸泡润洗，加入少量去污粉，用毛刷刷洗污处，最后再用自来水冲洗干净，必要时用蒸馏水冲洗 2~3 次。

注意：使用毛刷刷洗试管时，应将毛刷顶端的毛顺着伸入到试管中，用食指抵住试管末端，来回抽拉毛刷进行刷洗，不可用力过大。也不要同时抓住几支试管一起刷洗。

4. 用碳酸钠洗

碳酸钠是一种碱性物质，具有强的去污能力，而去污粉中细沙的摩擦作用以及白土的吸附作用可增强仪器清洗的效果。待仪器的内外器壁都经过仔细的擦洗后，用自来水冲去仪器内外的去污粉，直至冲洗到没有细微的白色颗粒状粉末留下为止。最后，用蒸馏水冲洗仪器内壁三次，把自来水中带来的钙、镁、铁、氯等离子洗去。洗涤应坚持少量多次原则。

5. 用洗液洗

在进行精确定量实验，或者所使用的仪器口径小、管细、形状特殊时，应该用洗液洗涤。洗液具有强的酸碱性、强的氧化性、较强的去油污和有机物的能力，但对衣物、皮肤、桌面及橡胶的腐蚀性也较强，使用时应小心。

具体做法是：先将仪器用自来水刷洗，倒净其中的水，加入少量洗液，转动一起使内壁全部为洗液所浸润，一段时间后，将洗液倒回原瓶。仪器先用自来水冲洗，再用蒸馏水冲洗 2~3 次。

使用洗液时注意：①洗液为强腐蚀性液体，应注意安全；②洗液吸水性强，用完后应立即将洗液瓶子盖严；③洗液可反复使用，但是若洗液变为绿色（重铬酸钾还原成硫酸铬的颜色）时即失效，不能再使用。

能用别的洗涤方法洗干净的仪器，就不要用铬酸洗液洗，因为它具有毒性，流入下水道后对环境有严重污染。

6. 用蒸馏水（或去离子水）淋洗

经过上述方法洗涤的仪器，仍然会沾附有来自自来水的钙、镁、氯、铁等离子，因此必要时应该用蒸馏水（或去离子水）淋洗内部 2~3 次。

洗涤仪器时，应注意按照少量多次的原则，尽量地将仪器洗涤干净；洗涤干净的仪器内外壁上不应附着不溶物、油污，仪器可被水完全湿润，将仪器倒置，水即沿器壁流下，器壁上留下一层既薄又均匀的水膜，不挂水珠。

在实验中应根据实际情况和实验内容来决定洗涤程度，如在进行定量实验中，杂质会影响实验的准确性，因此对仪器的洁净程度要求较高。对于一般的无机制备实验或者定性实验等，对仪器的洁净程度的要求相对较低，只要洗刷干净，用不着要求不挂水珠，也没有必要用蒸馏水洗涤。

为了避免有些污染难以洗去，要求当实验完毕后立即将所用仪器洗涤干净，养成一种用完即洗净的习惯。凡是洗净的仪器，决不能再用布或纸擦拭。否则，布或纸的纤维将会留在器壁上从而沾污仪器。

（二）仪器的干燥

仪器干燥的方法很多，但要根据具体情况，选用具体的方法。

1. 晾干

对于不急用的仪器（或每次实验完毕后），可将洗涤干净的仪器倒置于干燥的仪器柜中或仪器架上，任其自然干燥。

2. 烤干

将洗涤干净的烧杯、蒸发皿等放置于石棉网上，用小火烤干；试管可直接烤干，在烤干试管过程中，开始要将试管口向下倾斜，以免水滴倒流导致试管炸裂，火焰也不要集中于一个部位，先从底部开始加热，慢慢移至管口，反复数次直至无水滴，最后将管口向上将水汽赶净。

3. 吹干

吹干就是利用电吹风吹干。

4. 烘干

将干净的仪器尽量倒干水后放入电热烘干箱烘干（控温 105 ℃左右），放入烘箱的仪器口朝上，或在烘箱下层放一瓷盘，接收滴下的水珠。注意：木塞、橡皮塞不能与玻璃仪器一同干燥，玻璃塞也应分开干燥。

5. 有机溶剂快速干燥

带有刻度的计量仪器不能用加热的方法干燥，因此和一些急需用的仪器一样，采用有机溶剂快速干燥法干燥，即将易挥发的有机溶剂（如乙醇、丙酮等）少量加入已经用水洗干净的玻璃仪器中，倾斜并转动仪器，使水与有机溶剂互溶，然后倒出，同样操作两次后，再用乙醚洗涤仪器后倒出，自然晾干或用电吹风吹干。

二、加热和冷却

（一）加热

实验室中常用的热源有酒精灯、电炉以及马弗炉等。

1. 酒精灯

酒精灯（图 2-17）是实验室最常用的加热灯具，其供给温度为 400～500 ℃。酒精灯由灯罩、灯芯和灯壶三部分组成，灯罩上有磨口。

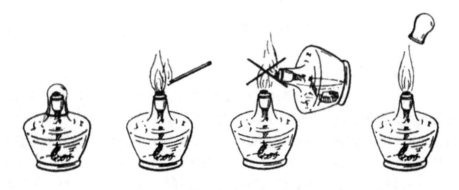

图 2-17　酒精灯及其正确点燃方法

使用时的注意事项为：

① 添加酒精时应将灯熄灭，利用漏斗将酒精加入灯壶内，添加量最多不超过总容量的 2/3。

② 应使用火柴点燃酒精灯，决不能用点燃的酒精灯来点燃。

③ 熄灭酒精灯时，不要用嘴吹，将灯罩盖上即可，但注意当酒精灯熄灭后，要将灯罩拿下，稍作晃动赶走罩内的酒精蒸气后盖上，以免引起爆炸（特别是在酒精灯使用时间过长时，尤其应注意）。

④ 在酒精灯不用时应盖上灯罩，以免酒精挥发。

2. 电炉、马弗炉

根据需要，实验室还经常用到电热套、管式电炉、马弗炉等加热设备（图2-18），电热套是实验室通用加热仪器的一种，由无碱玻璃纤维和金属加热丝编制的半球形加热内套和控制电路组成，多用于玻璃容器的精确控温加热。它具有升温快、温度高、操作简便、经久耐用的特点，是做精确控温加热试验的最理想仪器。而马弗炉是利用电热丝或硅碳棒加热的密封炉子，炉膛是利用耐高温材料制成的，呈长方体。一般电热丝炉最高温度为950 ℃，硅碳棒炉为1300 ℃，炉内温度是利用热电偶和毫伏表组成的高温计测量，并使用温度控制器控制加热速度。使用马弗炉时，被加热物体必须放置在能够耐高温的容器（如坩埚）中，不要直接放在炉膛上，同时不能超过最高允许温度。

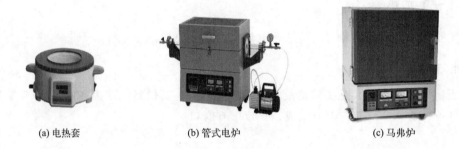

(a) 电热套　　　　　　(b) 管式电炉　　　　　　(c) 马弗炉

图2-18　常用高温电加热器

3. 加热方法

（1）直接加热：当被加热的样品在高温下稳定而不分解，又无着火危险时，可使用直接加热法。使用烧杯、烧瓶加热液体样品时，容器外的水应擦干，同时在火源与容器之间应放置石棉网。在加热过程中，应适时搅拌，以防暴沸。在高温下加热固体样品时，可将固体样品放置于坩埚中，用氧化焰灼烧［图2-19(a)］。具体做法是：开始用小火烘烧坩埚，使其受热均匀，然后加大火焰，根据实验要求控制灼烧温度和时间，灼烧完毕后移去热源，冷却后（或用干净的坩埚钳夹着坩埚，放置于石棉网上冷却）备用。实验室进行灼烧实验时经常用到马弗炉［图2-18(c)］或管式电炉［图2-18(b)］。

（2）用热浴间接加热：当被加热的样品易分解，温度变化易引起不必要的副反应时，就要求加热过程中受热均匀而又不超过一定温度，使用特定热浴间接加热可满足此要求。如果要求反应温度不超过100 ℃时，可利用水浴加热［图2-19(d)］，有特制的电热水浴锅。在一般实验中，常使用大烧杯来代替水浴锅。使用水浴锅时应注意：①被加热容器不要触及水浴的底部；②水浴中水的总量不要超过总容量的2/3；③勿使水浴中水烧干（在水浴表面加入少量石蜡油可有效阻止水分的快速蒸发）。

当用甘油、石蜡油、硅油代替水浴中的水时，可得到相应的甘油浴、石蜡油浴、硅油浴。甘油浴可用于150 ℃以下加热，石蜡油浴可用于200 ℃以下温度加热，硅油浴可

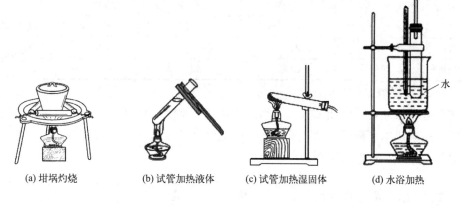

(a) 坩埚灼烧　　(b) 试管加热液体　　(c) 试管加热湿固体　　(d) 水浴加热

图 2-19　几种加热方法

用于近 300 ℃ 温度下加热。油浴的优点是加热均匀、温度易于控制，但价格较高并且有一定的污染。

将被加热容器的下部埋置于装于盘中的细沙中可形成沙浴，这是另外一种加热方式，其特点是升温较缓慢，停止加热后散热也较慢，可用于需较高温度的样品的加热。

（二）冷却

放热反应产生的热量，常使反应温度迅速提高，如控制不当，往往引起反应物的挥发，并可能引发副反应，甚至爆炸。为了将反应温度控制在一定的范围内，就需要适当的冷却，最简便的方法就是将盛有反应物的容器适时地浸入冷水浴中，可采用冷水、冰水、流动自来水等，或自然冷却。采用冰水冷却时，冰块要弄得很碎，为了更好地移除热量，加入少量的水使成糊状。

如需较低温度的冷却可用冰-盐混合物，可冷至 -20 ℃。它是在碎冰中混入为其质量 1/3 的食盐制成的。把干冰（固体 CO_2）加到甲醇、丙醇及其他溶剂中（需要小心，要猛烈起泡！），温度可降到 -78 ℃。

如果上述冷冻剂的效果都不理想，还可使用液氮，它可以冷却至 -196 ℃。

如果要长期保持低温，就要使用冰箱。放在冰箱内的容器要塞紧，否则水汽会在物质上凝结，放出的腐蚀性气体也会侵蚀冰箱，容器要做好标记。

干冰与丙酮（或乙醇）的混合物，最低可达到 -78 ℃ 的低温。

三、化学试剂的取用

（一）化学试剂的等级标志和符号

化学试剂按纯度可分为五级，如表 2-1 所示。

表 2-1 化学试剂的等级标志和符号

级别	一级品	二级品	三级品	四级品	—
标志	保证试剂优级纯	分析试剂分析纯	化学纯	实验试剂	生物试剂
代号	G.R.	A.R.	C.P.	L.R.	B.R. 或 C.R.
瓶签颜色	绿色	红色	蓝色	棕色	黄色

试剂等级不同,价格相差很大。因此应根据需要选用试剂,不能认为使用的试剂越纯越好。一些要求不高的试剂,例如配制铬酸洗液的浓硫酸及重铬酸钾,作为燃料及一般溶剂的乙醇等,都应使用低廉的工业品。

(二)化学试剂的取用

1. 液体试剂的取法

液体试剂通常盛在细口的试剂瓶中。见光容易分解的试剂如硝酸银应盛在棕色瓶中。每个试剂瓶上都必须贴上标签,并标明试剂的名称和浓度。

(1) 从磨口试剂瓶取用试剂的方法:如图 2-20(a)所示,取下瓶塞把它仰放在台上。用左手的大拇指、食指和中指拿住容器(如试管、量筒等)。用右手拿起试剂瓶,并注意使试剂瓶上的标签对着手心,倒出所需量的试剂。倒完后,应该将试剂瓶口在容器上靠一下,再使瓶子竖直,这样可以避免遗留在瓶口的试剂从瓶口流到试剂瓶的外壁。倒完试剂后,瓶塞须立刻盖在原来的试剂瓶上,把试剂瓶放回原处,并使瓶上的标签朝外。

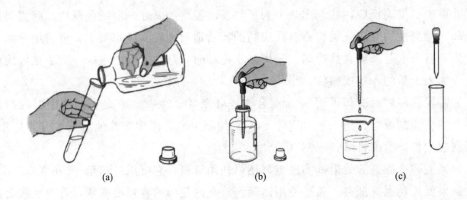

图 2-20 试剂的取用

(2) 从滴瓶中取用少量试剂的方法:提起滴管,使管口离开液面。用手指紧捏滴管上部的橡皮胶头,赶出滴管中的空气,然后把滴管伸入试剂瓶中,放开手指,吸入试剂。再提起滴管,将试剂滴入试管或烧杯中[图 2-20(b) 和 (c)]。定性分析时,不需要用量具准确量取药品,一般滴管的一滴液体约为 0.05 mL,即 1 mL 约为 20 滴。

(3) 定量取用试剂时,可使用量筒或移液管,多余的试剂不能倒回原瓶,可倒入指定容器内供他人使用。

2. 固体试剂的取法

（1）固体试剂一般都用药匙取用（图 2-21）。药匙的两端为大小两个匙，取大量固体时用大匙，取少量固体时用小匙（取用的固体要加入小试管里时，也必须用小匙）。使用的药匙，必须保持干燥而洁净。取出试剂后应立即盖紧瓶盖，不要盖错盖子。

（2）一般的固体试剂可以放在干净的称量纸或表面皿上称量。具有腐蚀性、强氧化性或易潮解的固体试剂不能在称量纸上称量。不准使用滤纸来盛放称量物。

（3）有毒药品要在教师指导下取用。

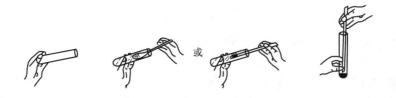

图 2-21　固体试剂的取用

四、溶解和蒸发浓缩

1. 固体的溶解

选定某一溶剂溶解固体样品时，还应考虑对大颗粒固体的粉碎、加热和搅拌等以加速溶解。

（1）固体的粉碎。若固体颗粒较大时，在进行溶解前通常用研钵将固体粉碎。在研磨前，应先将研钵洗净擦干，加入不超过研钵总体积 1/3 的固体，缓慢沿一个方向进行研磨，最好不要在研钵中敲击固体样品。研磨过程中，可将已经研细的部分取出，过筛，较大的颗粒继续研磨。

（2）溶剂的加入。为避免烧杯内溶液由于溅出而损失，加入溶剂时应通过玻璃棒使溶剂慢慢地流入。如溶解时会产生气体，应先加入少量水使固体样品润湿为糊状，用表面皿将烧杯盖好，再用滴管将溶剂自烧杯嘴加入，以避免产生的气体将试样带出。

（3）加热。物质的溶解度受温度的影响。加热的目的主要在于加速溶解，应根据被加热的物质的稳定性差异选用合适的加热方法。加热时要防止溶液的剧烈沸腾和迸溅，因此容器上方应该用表面皿盖住。溶解完停止加热以后，要用溶剂冲洗表面皿和容器内壁。另外，并不是加热对一切物质的溶解都有利，应该具体情况具体分析。

（4）搅拌。搅拌是加速溶解的一种有效方法，搅拌时手持玻璃棒并转动手腕，使玻璃棒在液体中均匀地转圈，注意转速不要太快，不要使玻璃棒碰到容器器壁发出响声。

2. 蒸发与浓缩

用加热的方法从溶液中除去部分溶剂，从而提高溶液的浓度或使溶质析出的操作叫作蒸发。蒸发浓缩一般是在水浴上进行的，若溶液太稀且该物质对热稳定时，可先放在石棉网上直接加热蒸发，再用水浴蒸发。蒸发速度不仅与温度、溶剂的蒸气压有关，还与被蒸发液体的表面积有关。无机化学实验中常用的蒸发容器是蒸发皿，它能使被蒸发液体具有较大的表面积，有利于蒸发。使用蒸发皿蒸发液体时，蒸发皿内所盛放的液体不得超过总容量的 2/3；若待蒸发液体较多时，可随着液体的蒸发而不断添补。随着蒸发过程的进行，溶液浓度增加，蒸发到一定程度后冷却，就可析出晶体。当物质的溶解度较大且随温度的下降而变小时，只要蒸发到溶液出现晶膜即可停止；若物质溶解度随温度变化不大时，为了获得较多的晶体，需要在结晶膜出现后继续蒸发。但是由于晶膜妨碍继续蒸发，因不时地用玻璃棒将晶膜打碎。如果希望得到好的结晶（大晶体）时，则不易过度浓缩。当然，不管哪种情况，都不宜过度浓缩。

五、结晶、过滤、离心分离和干燥

在无机物的制备中，经常要用到蒸发（浓缩）、结晶（重结晶）、溶液与结晶（沉淀）的分离（过滤、离心分离）、洗涤和干燥等一系列的操作，必须熟练掌握。

（一）结晶（重结晶）

利用不同物质在同一溶剂中的溶解度差异，可以对含有杂质的化合物进行纯化。所谓杂质是指含量较少的一些物质，它们包括不溶性的机械杂质和可溶性的杂质两类。在实际操作中，先在加热情况下使被纯化的物质溶于一定量的水中，形成饱和溶液趁热过滤，除去不溶性机械杂质，然后使滤液冷却，此时被纯化的物质已经是过饱和的，从溶液中结晶析出；而对于可溶性杂质来说，远未达到饱和状态，仍留在母液中。通过过滤使晶体与母液分离，便得到较纯净的晶体物质。这种操作过程就叫做重结晶。如果一次结晶达不到纯化的目的，可以进行第二次重结晶，有时甚至需要进行多次结晶操作才能得到纯净的化合物。

重结晶纯化物质的方法，只适用于那些溶解度随温度上升而增大的化合物。对于其溶解度受温度影响很小的化合物则不适用。

从溶液中析出的晶体颗粒大小与结晶条件有关。假如溶液的浓度高，溶质的溶解度小，冷却得快，那么析出的晶体颗粒就细小；否则，就得到较大颗粒的结晶。搅动溶液和静置溶液，可以得到不同效果。前者有利于细小晶体的生成，后者有利于大晶体的生成。从纯度的要求来说，细小晶体的生成有利于生成物纯度的提高，因为它不易裹入母液或其他杂质；而粗大晶体，特别是结成大块的晶体的形成，则不利于纯度的提高。

若溶液容易发生过饱和现象，这时可以通过搅动、摩擦器壁或投入几粒小晶体（晶种）等办法，形成结晶中心，过量的溶质便会全部结晶析出。

（二）过滤

过滤法是最常用的分离方法之一。当溶液和沉淀的混合物通过过滤器（如滤纸）时，沉淀就留在过滤器上，溶液则通过过滤器而漏入接收容器中。过滤所得的溶液叫做滤液。

溶液的温度、黏度、过滤时的压力、过滤器的孔隙大小和沉淀物的状态，都会影响过滤速度。热的溶液比冷的溶液容易过滤。溶液的黏度愈大，过滤愈慢。减压过滤比常压过滤快。过滤器的孔隙要选择适当，太大会透过沉淀，太小则孔隙易被沉淀堵塞，使过滤难于进行。沉淀若呈现胶状时，必须先加热一段时间来破坏它，否则它要透过滤纸。总之，要考虑各方面的因素来选用不同的过滤方法。

常用的三种过滤方法是常压过滤、减压过滤和热过滤，现分述如下。

1. 常压过滤

此方法最为简便和常用。先把滤纸折叠成四层并剪成扇形（圆形不必再剪）。如果漏斗的规格不标准（非 60°角），滤纸和漏斗将不密合，这时需要重新折叠滤纸，把它折成一个适当的角度，展开后可成大于 60°角的锥形，或成小于 60°角的锥形，根据漏斗的角度来选用，使滤纸与漏斗密合。然后撕去一小角，用食指把滤纸按在漏斗内壁上，用水湿润滤纸，并使它紧贴在壁上，赶去纸和壁之间的气泡。这种情况下，过滤时，漏斗颈内可充满滤液，滤液以本身的重量拽引漏斗内液体下漏，使过滤大为加速，否则，气泡的存在将延缓液体在漏斗颈内流动而减缓过滤速度。漏斗中滤纸的边缘应略低于漏斗的边缘。常压过滤装置见图 2-22。

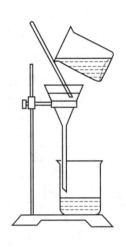

图 2-22 常压过滤装置

过滤时应注意：漏斗要放在漏斗架上，漏斗颈要靠在接收容器的壁上；先转移溶液，后转移沉淀；转移溶液时，应把它滴在三层滤纸处并使用搅拌棒引流，每次转移量不能超过滤纸高度的 2/3。

如果需要洗涤沉淀，则等溶液转移完毕后，往盛着沉淀的容器中加入少量洗涤剂，充分搅拌并放置，待沉淀下沉后，把洗涤剂转移入漏斗，如此重复操作 2~3 次，再把沉淀转移到滤纸上。洗涤时贯彻"少量多次"的原则，洗涤效率才高。检查滤液中的杂质含量，可以判断沉淀是否已经洗净。

2. 减压过滤（简称"抽滤"）

减压过滤通常使用瓷质的布氏漏斗，漏斗配以橡皮塞，装在玻璃的抽滤瓶上，在成套供应的玻璃仪器中，漏斗与抽滤瓶间是靠磨口连接的。减压过滤装置见图 2-23。注意漏斗下端斜口的位置，抽滤瓶的支管则用橡皮管与抽气装置连接。若用水泵，抽滤瓶与水泵之间宜连接一个缓冲瓶（配有二通旋塞的抽滤瓶，调节旋塞，可以防止水的倒吸）。最好不要用油泵，若用油泵，抽滤瓶与油泵之间应连接吸收水汽的干燥装置和缓冲瓶。滤纸应剪成比漏斗的内径略小，但能完全盖住所有的小孔。不要让滤纸的边缘翘起，以保证抽滤时密封。

过滤时，应先用溶剂把平铺在漏斗上的滤纸润湿，然后开动泵，使滤纸紧贴在漏斗上。小心地把要过滤的混合物倒入漏斗中，为了加快过滤速度，可先倒入清液，后使固体均匀地分布在整个滤纸面上，一直抽气到几乎没有液体滤出时为止。为了尽量把液体除净，可用玻璃瓶塞压挤过滤的固体——滤饼。

在漏斗上洗涤滤饼的方法：把滤饼尽量地抽干、压实、压平，拔掉抽气的橡皮管，使恢复常压，把少量溶剂均匀地洒在滤饼上，使溶剂恰能盖住滤饼。静置片刻，使溶剂渗透滤饼，待有滤液从漏斗下端滴下时，重新抽气，再把滤饼尽量抽干、压实。这样反复几次，就可把滤饼洗净。必须记住：在停止抽滤时，应该先拔去抽气的橡皮管，然后关闭抽气泵。

减压过滤的优点为：过滤和洗涤的速度快，液体和固体分离得较完全，滤出的固体容易干燥。

有些浓的强酸、强碱或强氧化性的溶液，过滤时不能使用滤纸，因为它们要和滤纸作用而破坏滤纸。这时可用纯的确良布或尼龙布来代替滤纸。另外也可使用烧结玻璃漏斗（也叫玻璃砂漏斗），这种漏斗在化学实验室中常见的规格有四种，即1号、2号、3号、4号。1号的孔径最大。可以根据沉淀颗粒不同来选用。但它不适用于强碱性溶液的过滤，因为强碱会腐蚀玻璃。

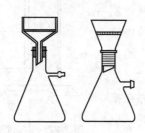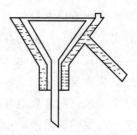

图 2-23 减压过滤装置　　　　　　　　　　图 2-24 热过滤漏斗

3. 热过滤

如果溶液中的溶质在温度下降很易大量结晶析出而我们又不希望它在过滤过程中留在滤纸上，这时就要趁热进行过滤。过滤时可把玻璃漏斗放在铜质的热漏斗（见图 2-24）内，热漏斗内装有热水，以维持溶液的温度。

也可以在过滤前把普通漏斗放在水浴上用蒸汽加热，然后使用。此法较简单易行。另外，热过滤时选用的漏斗的颈部愈短愈好，以免过滤时溶液在漏斗颈内停留过久，因散热降温析出晶体而发生堵塞。

（三）离心分离

当沉淀的结晶颗粒较大或比重较大，静置后容易沉降至容器的底部时，可用倾析法分离或洗涤，见图 2-25。倾析的操作与转移溶液的操作是同时进行的。洗涤时，可往盛着沉淀的容器内加入少量洗涤剂（常用的有蒸馏水、乙醇等），充分搅拌后静置，沉降，再小心地倾析出洗涤液。如此重复操作两三遍，即可洗净沉淀。

当被分离的沉淀的量很少时，可以应用离心分离。把要分离的混合物放在离心管

（而不是试管）中，再把离心管装入离心机的套管内。在对面的套管内放一盛有与其等体积的离心管。使离心机旋转一段时间后，让其自然停止旋转。通过离心作用，沉淀就紧密地聚集在离心管底部而溶液在上部。用滴管将溶液析出。如需洗涤，可往沉淀中加入少量洗涤剂，充分搅拌后再离心分离。重复操作两三遍即可。

沉淀附着的溶剂可用一条滤纸吸去（见图 2-26）。为了除去残余的溶剂，可按图 2-27 在离心管上仔细而又缓慢地抽真空，如果需要，也可以外加热浴进行微热。

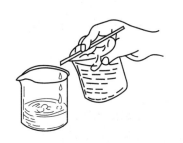 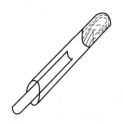 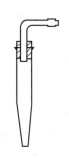

图 2-25　倾析法洗涤　　　　　图 2-26　滤纸吸附法　　　　　图 2-27　抽真空法

实验室内常用的离心机根据旋转时离心管与轴所成的角度，可分为水平式和斜角式两种。前者旋转时离心管与轴成直角，后者旋转时离心管与轴成 45°～50°的角度。

根据转速不同将离心机分为：①普通离心机，最高转速为 4000 r/min。②高速离心机，最高转速为 20000 r/min，为了防止发热，可带制冷装置，故又称高速冷冻离心机。③超速离心机，最高转速为 50000 r/min 以上，又可分为分析超速离心机和制备超速离心机两类。分析超速离心机的速度控制精密度很高，并装有光学系统或配置有数据处理机自动计算被离心微粒的主要参数，如沉降系数、分子量、扩散系数等。目前最高转速的超速离心机已达到 80000 r/min。

（四）干燥

1. 气体的干燥

用固体干燥剂干燥气体是在干燥塔内进行。为了避免在干燥过程中干燥剂结块，对形状不稳定的干燥剂（P_2O_5），要混上支撑物料（石棉纤维、浮石等）。

化学惰性气体一般在洗瓶中用浓硫酸干燥，对此要连上安全瓶和使用洗瓶安全装置。

低沸点气体的干燥是用冷阱使水和其他可凝结的杂质冷冻下来，为了进行冷冻，可采用干冰/甲醇或液态空气作冷冻剂。

为了与大气中的湿气隔绝，可在开口的装置上安放装有氯化钙、碱石灰或其他适当干燥剂的干燥管。

2. 液体的干燥

对于液体的干燥，可让其与细粉状的干燥剂放在一起，不时振摇。对于含有大量水分的液体，应分次干燥，并且不时用新的干燥剂去替换原有的干燥剂，直到对水分的吸收不显著为止。

3. 固体的干燥

如果过滤和离心分离所分离出来的沉淀对热是稳定的，那么需要干燥时，可把沉淀放在表面皿上，在电烘箱中烘干。也可把它放在蒸发皿内，用水浴或煤气灯加热烘干。有些带结晶水的晶体，不能烘烤，可以用有机溶剂洗涤后晾干。有些易吸水潮解或需要长时间保持干燥的固体，应放在干燥器内。

如果要除去蛋白质溶液中的水分，为避免蛋白质变性，可以采用冰冻干燥技术。

六、混匀

样品与试剂的混匀是保证反应充分进行的一种有效措施，为使反应体系内各物质迅速地互相接触，必须借助于外加的机械力。混匀时须防止试管内液体溅出或被污染，并严禁用手指堵塞试管口或三角烧瓶口振摇。混匀的方式主要有以下几种方法。

1. 振摇混匀法

振摇混匀法适用于三角烧瓶中未盛满的液体的混匀，如酸碱滴定和固体试剂的溶解混匀等。如需长时间振摇，就要使用振荡机，使用振荡机时，注意被振荡的容器必须仔细夹紧。

2. 玻璃棒搅拌

玻璃棒搅拌适用于烧杯内容物的混匀，如固体试剂的溶解混匀。

3. 倒转混匀法

倒转混匀法适用于有塞量筒和容量瓶内容物的混匀。由于容量瓶的瓶颈部细长，倒转后应旋转多次，并反复倒转几次。

4. 弹指混匀法

弹指混匀法适用于试管内容物的混匀。

5. 吸管混匀法

吸管混匀法用吸管将溶液反复吸放数次，使溶液充分混匀。此法适用于量少而无沉淀的液体。

6. 倾注混匀法

如在量筒中配制试剂，加蒸馏水至刻度后，应倾注于另一器皿中，再倒回量筒，如此反复数次，才能混匀。

7. 电动搅拌混匀法

对于多相体系需要搅拌，所使用的仪器叫作搅拌器。简单的搅拌器可用玻璃棒制作。搅拌器通常用电动机驱动。开始搅拌前，用手转动搅拌器看它是否转动灵活，是否碰撞器壁或温度计。

8. 电磁搅拌混匀法

在电磁搅拌机上放置烧杯，在烧杯内存放封闭于玻璃或塑料管中的小铁棒，利用磁力使小铁棒旋转以达到混匀烧杯中液体的目的。此法适用于酸碱自动滴定、pH 梯度滴定等。

七、容量瓶的使用

1. 容量瓶的分析准备

（1）查漏：容量瓶使用前应检查是否漏水，检查方法如下：注入自来水至标线附近，盖好瓶塞，将瓶外水珠拭净，如图 2-28 所示，用左手按住瓶塞，右手手指顶住瓶底边缘，倒立 2 min，观察瓶塞周围是否有水渗出，如果不漏，将瓶直立，把瓶塞旋转约 180° 再倒立过来试一次，如不漏水即可使用。

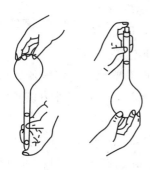

图 2-28　拿容量瓶的方法

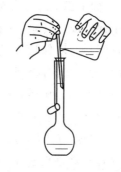

图 2-29　溶液转入容量瓶的操作

（2）洗涤：洗涤容量瓶的原则与洗涤滴定管相同，尽可能只用水冲洗，必要时才用洗液浸洗。洗净的容量瓶内壁应被蒸馏水均匀润湿，不挂有水珠。

2. 配制溶液

首先要了解溶质的溶解热。若是使用溶解热不大的液体物质配制溶液，可直接在容量瓶中配制。如果使用固体物质或溶解热较大的液体物质配制溶液，应先将溶质在烧杯中溶解后，冷至室温，再转入容量瓶中，转移溶液的操作如图 2-29 所示，然后用少量的蒸馏水洗涤烧杯至少三次，洗出液一并转入容量瓶中，以保证溶质的定量转移，再加蒸馏水稀释至溶液体积约为容量瓶的三分之二容积时，摇动容量瓶，使溶液初步混匀。当加水至接近标线时，可用洗瓶或干净滴管慢慢逐滴加入，直至溶液的弯月面的最下沿与标线相切为止。盖好瓶塞，将容量瓶倒转，使瓶内气泡上升，并将溶液振荡数次，再将容量瓶直立过来，使气泡上升到顶。重复上述操作数次，直至溶液完全混匀。这一操作切不可草率，否则溶液混合不匀，将会带来较大的误差。容量瓶不可用任何方式加热。

八、容量吸管和刻度吸管的使用

使用前，容量吸管和刻度吸管都要洗至内壁不挂水珠为止。洗涤原则与洗涤滴定管相同。一般借用洗耳球使容量吸管或刻度吸管吸取铬酸洗液洗涤，也可先将它们放在高型玻筒内用洗液浸泡，然后取出沥尽洗液，用自来水冲洗干净，再用蒸馏水润洗三次。

用容量吸管吸取溶液之前，应先用少量被吸取的溶液润洗容量吸管三次，以确保被吸取浓度不变。如图 2-30 所示，吸取溶液时，一般用右手的拇指和中指拿住管颈标线以上地方，将容量吸管插入溶液的适当深度，左手用洗耳球吸取溶液，当液面上升到标线以上时，移开洗耳球，迅速用右手食指按住管口，然后将容量吸管提离液面，保持垂直，将器皿稍倾斜，让容量吸管下端在器皿内壁上，微微松开食指。同时以中拇指缓慢捻动容量吸管（也可以不做捻动），使液面平稳下降，直至溶液的弯月面下沿与标线相切，立即用食指按紧管口，插入承接器皿中，此时，应将承接器皿稍倾斜，以保持容量吸管垂直，并能使管的下端靠在器皿内壁上，然后松开食指，让管内溶液自然地沿壁流下，溶液流完后，等待 10～15 秒，再取出容量吸管，残留在容量吸管末端的溶液，不可用外力使其流出，因为校正容量吸管时，已考虑了末端残留溶液的体积。

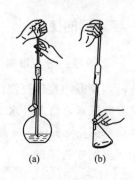

图 2-30 容量吸管的使用

刻度吸管的操作方法与上述容量吸管的操作方法基本相同。应当注意：刻度吸管只是为吸取小体积溶液时用的，如需吸取 5 mL、10 mL、25 mL 等较大体积的溶液时，则应使用相应大小的容量吸管，就是在使用刻度吸管吸取小体积溶液时，也总是使液面从某一分刻度（通常为最高标线）落到另一分刻度，使两分刻度之间的体积刚好等于所需体积。尽可能在同一实验中使用同一刻度吸管的同一段，而且尽可能使用上面部分，不用收缩部分，以免引入较大误差。

容量器皿上常注明两种符号：一种"E"，表示"量入"容器，即溶液充满至标线时，量器内溶液的体积与量器上所标明的体积相等；另一种为"A"，表示"量出"容器，即溶液充满至标线时，将溶液自量器中放出，体积正好与量器上所标明的体积相等。

九、滴定管的使用

1. 准备

（1）洗涤：洗净的滴定管放出所盛水后，管的内壁应被水均匀润湿，不应挂有明显的水珠。洗涤步骤如下所述。

①用洗液洗涤。被洗涤的滴定管若无明显油污，可直接用自来水冲洗。若有油污，则可用铬酸洗液洗涤。每次倒入 10～15 mL 洗液于酸式滴定管中，两手平端滴定管，边转边向管口倾斜，使洗液布满全管内壁，然后打开旋塞，将洗液放回原来盛放洗液的瓶中。若油污严重，可倒入 40～50 ℃ 热洗液至滴定管"0"刻度以上，浸泡 20～30 min，然后将洗液放回原来瓶中，如用铬酸洗液洗涤碱式滴定管，可将管倒插入洗液中，用抽气泵缓慢地抽吸洗液至淹没玻璃管为止，但不应触及橡皮管。碱式滴定管下部的橡皮管可另在 NaOH 的乙醇溶液中浸泡，亦可用 NaOH 的乙醇洗液代替上述操作中的铬酸洗液洗涤滴定管。

②用自来水洗去洗液。如用铬酸洗液，应清洗至流出液不显黄色为止。

③用蒸馏水润洗三次。对于 50 mL 滴定管，每次用蒸馏水约 10 mL，两手平端滴定管，边转边向管口倾斜，使水布满全管内壁，然后将水由下端放出。

（2）旋塞涂油：酸式滴定管使用前应检查旋塞转动是否灵活，旋塞缝隙是否漏液。如不合要求，应取下旋塞用吸水纸擦净旋塞和旋塞套内壁，然后用手指蘸少量凡士林在旋塞两端，沿圆周涂上薄薄一层，在离旋塞孔较近的两旁要少涂，以免凡士林堵塞旋塞孔。将旋塞插入旋塞套内，向一个方向转动旋塞，此时整个转动部分应透明。用小橡皮圈套在旋塞小头的槽内。

（3）查漏：在酸式滴定管内装蒸馏水于"0"刻度以上，直立约 2 min，观察旋塞缝隙是否有水渗出，然后将旋塞旋转 180°，再观察一次，无漏液现象即可。

碱式滴定管应选择大小合适的玻璃珠和橡皮管，并应检查是否漏液，液滴能否灵活控制。

（4）装入滴定剂：在加入滴定剂（标准溶液或待测溶液）时，应先用此种溶液 5～10 mL 润洗滴定管，共洗三次，其操作与用蒸馏水润洗时间相同，以确保装入滴定管的滴定剂浓度不变。滴定剂装入滴定管后，应注意检查旋塞附近或橡皮管内有无气泡。如有气泡，对于酸式滴定管而言，可迅速打开旋塞，让溶液迅速冲下，以除去气泡。如为碱式滴定管，则可按图 2-31 所示，将橡皮管向上弯曲，然后捏挤玻璃珠上部，让溶液从尖嘴处喷出，使气泡随之排出。调节液面至滴定管 0.00 mL 刻度处备用。如液面在 0.00 mL 附近时，则应记下"初读数"。

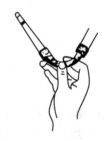

图 2-31　碱式滴定管排气泡

2. 读数

读数时应遵循以下规则：

①滴定管在注入或放出溶液后，需等待 1～2 min 才能开始读数。

②读数时，滴定管应保持垂直，视线应与液体在管内的弯月面处在同一水平线上。不能仰视或俯视读数［图 2-32(a)］。

③为了读数准确，不致被折射光所干扰，可用一卡片衬在滴定管后面。对于无色或浅色溶液，应读取弯月面上沿实线最低点的刻度；对于深色溶液，可读取液面最上沿

的刻度。

④ 读数要读到小数后两位，估读到 0.01 mL。

⑤ 有滴定管的后壁上有一条白底蓝线，无色溶液的液面就呈现出蓝色尖端，读数时，应观察尖端所在位置的刻度［图 2-32(b)］。不管使用哪种方式读数，都须注意初读数与终读数应采用一同标准。

⑥ 滴定时，最好每次从"0"或接近"0"的任一刻度开始，这样可以消除因滴定管刻度不均所造成的误差。

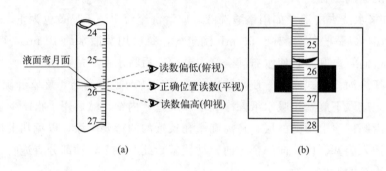

图 2-32　滴定管读数

3. 滴定

进行滴定时，应左手控制滴定管，右手握持锥形瓶。使用酸式滴定管时，如图 2-33(a) 所示，左手大拇指在前，食指和中指在后，手指略微弯曲，轻轻向内扣住旋塞，无名指和小指自左向右抵住滴定管下端；手心空握。这样可以控制旋塞不至于向右松动而造成漏液。需按逆时针方向转动旋塞时，可将拇指移到与中指一端，拇指向下按，食指向上顶，就能控制旋塞转动到合适的角度。当拇指移到食指一端，拇指向上按，中指向上顶时，旋塞就可做顺时针方向转动。右手握持锥形瓶，边滴边摇动，向同一方向做小幅度的圆周运动［有时可在烧杯中进行滴定，见图 2-33(b)］。滴定速度一般控制在每秒 3～4 滴，临近终点时，应一滴或半滴加入，并用洗瓶吹入少量水冲洗锥形瓶内壁，使附着的溶液全部流下，然后摇动锥形瓶，滴定至终点。

使用碱式滴定管时，如图 2-33(c) 所示，左手拇指在前，食指在后，捏在橡皮管中玻璃珠上部处，捏挤橡皮管使其与玻璃珠之间形成一条缝隙，溶液即可流出，并可通过捏力大小，调节流量。但注意不可使玻璃珠在橡皮管内上下移动，以免进入空气形成气泡。

十、蒸馏

蒸馏是将液态物质加热到沸腾变为蒸气，又将蒸气冷却为液体这两个过程的联合操作。通过蒸馏可除去不挥发性杂质，可分离沸点差大于 30 ℃ 的液体混合物，还可以测

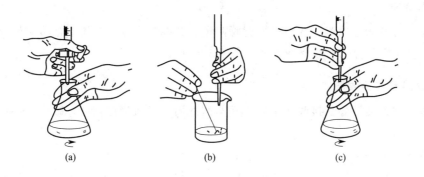

图 2-33 滴定操作

定纯液体有机物的沸点及定性检验液体有机物的纯度。

蒸馏装置主要由汽化、冷凝和接收三部分组成，见图 2-34。

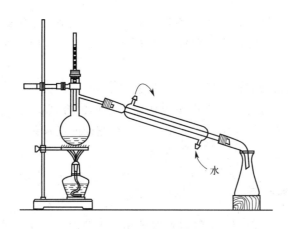

图 2-34 蒸馏装置图

1. 蒸馏瓶

蒸馏瓶的选用与被蒸液体的多少有关，通常装入液体的体积应为蒸馏瓶容积的 1/3～2/3。液体量过多或过少都不宜。在蒸馏低沸点液体时，选用长颈蒸馏瓶；而蒸馏高沸点液体时，选用短颈蒸馏瓶。为了避免在蒸馏过程中出现过热现象和保证沸腾的平稳状态，常加入沸石或一端封口的毛细管，因为它们都能防止加热时的暴沸现象，常把它们称作止暴剂，又叫助沸剂。值得注意的是，不能在液体沸腾时，加入止暴剂，不能用已使用过的止暴剂。

2. 温度计

温度计应根据被蒸馏液体的沸点来选。低于 100 ℃，可选用 100 ℃ 温度计；高于 100 ℃，应选用 250～300 ℃ 水银温度计。

3. 冷凝管

冷凝管可分为水冷凝管和空气冷凝管两类。其中，水冷凝管用于被蒸液体沸点低于140 ℃；空气冷凝管用于被蒸液体沸点高于140 ℃。

4. 尾接管和接收瓶

尾接管将冷凝液导入接收瓶中。常压蒸馏选用锥形瓶为接收瓶，减压蒸馏选用圆底烧瓶为接收瓶。

仪器安装顺序为：先下后上，先左后右。蒸馏的效果好坏与操作条件有直接关系，其中最主要的是控制馏出液流出速度，以 1~2 滴/秒为宜（1 mL/min），不能太快，否则达不到分离要求。拆卸仪器与其顺序相反。

十一、减压蒸馏

减压蒸馏是分离、提纯有机物的重要方法之一，特别适用于沸点较高及在常压下蒸馏时易分解、氧化和聚合的物质。有时在蒸馏、回收大量溶剂时，为提高蒸馏速度也考虑采用减压蒸馏的方法。

液体的沸点是指它的饱和蒸气压等于外界大气压时的温度，所以液体沸腾的温度是随外在压力的降低而降低的。用真空泵连接盛有液体的容器，使液体表面上的压力降低，即可降低液体的沸点。这种在较低压力下进行蒸馏的操作称为减压蒸馏，减压蒸馏时物质的沸点与压力有关。

（一）减压蒸馏系统

减压蒸馏系统可分为蒸馏、抽气以及保护和测压装置三部分（图 2-35）。

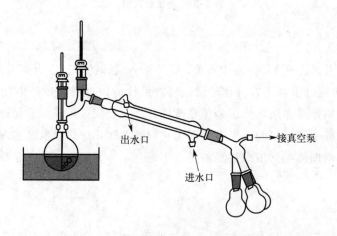

图 2-35 减压蒸馏装置图

1. 蒸馏部分

这一部分与普通蒸馏相似，亦可分为三个组成部分。

（1）减压蒸馏瓶（克氏蒸馏瓶）有两个颈，其目的是避免减压蒸馏时瓶内液体由于沸腾而冲入冷凝管中，瓶的一颈中插入温度计，另一颈中插入一根距瓶底约 1～2 mm 的末端拉成细丝的毛细管。毛细管的上端连有一段带螺旋夹的橡皮管，螺旋夹用以调节进入空气的量，使极少量的空气进入液体，呈微小气泡冒出，作为液体沸腾的气化中心，使蒸馏平稳进行，又能起搅拌作用。

（2）冷凝管和普通蒸馏相同。

（3）接液管（尾接管）和普通蒸馏不同的是，接液管上具有可供接抽气部分的小支管。蒸馏时，若要收集不同的馏分而又不中断蒸馏，则可用两尾或多尾接液管。转动多尾接液管，就可使不同的馏分进入指定的接收器中。

2. 抽气部分

实验室通常用水泵或油泵进行减压。

（1）水泵（水循环泵）：所能达到的最低压力为 1 kPa。

（2）油泵：油泵的效能决定于油泵的机械结构以及真空泵油的好坏。好的油泵能抽至真空度为 13.3 Pa。油泵结构较精密，工作条件要求较严。蒸馏时，如果有挥发性的有机溶剂、水或酸的蒸气，都会损坏油泵，降低其真空度。因此，使用时必须十分注意油泵的保护。

3. 保护和测压装置部分

为了保护油泵，必须在馏出液接收器与油泵之间顺次安装冷阱和几个吸收塔。冷阱中冷却剂的选择随需要而定。吸取塔（干燥塔）通常设三个：第一个装无水 $CaCl_2$ 或硅胶，吸收水汽；第二个装粒状 NaOH，吸酸性气体；第三个装切片石蜡，吸烃类气体。

实验室通常利用水银压力计来测量减压系统的压力。水银压力计又有开口式水银压力计、封闭式水银压力计。

（二）操作步骤

（1）装置安装完毕，加入需蒸馏的液体于克氏蒸馏瓶中，一般不得超过容积的 1/2，打开抽气泵，慢慢关好安全瓶上的二通旋塞，调节螺旋夹，使导入空气量以能冒出一连串的小气泡为宜。

（2）当达到所要求的真空度，且压力稳定后，开始加热。热浴的温度一般比液体的沸点高出 20 ℃左右。液体沸腾时，应调节热源，经常注意压力计上所示的压力，若不符，则应进行调节，待达到所需沸点时，旋转多尾接液管，接收所需馏分，蒸馏速度以 0.5～1 滴/秒为宜。

（3）蒸馏完毕，撤去热源，稍冷后，旋开螺旋夹，并慢慢打开安全瓶上的旋塞，平衡内外压力，使测压计的水银柱缓慢恢复原状。若打开太快，水银柱快速下降，有冲破测压计的可能。待内外压力平衡后，才可关闭抽气泵电源，以免抽气泵中的油倒吸入干燥塔中。

十二、水蒸气蒸馏

水蒸气蒸馏是将水蒸气通入不溶或难溶于水但有一定挥发性（近100 ℃时有一定蒸气压）的有机物质中，使该有机物在低于100 ℃的温度下，随着水蒸气一起蒸馏出来的方法。

1. 水蒸气蒸馏装置

水蒸气蒸馏装置（图2-36）包括水蒸气发生器、蒸馏烧瓶、直形冷凝器、接引管和接收瓶等。

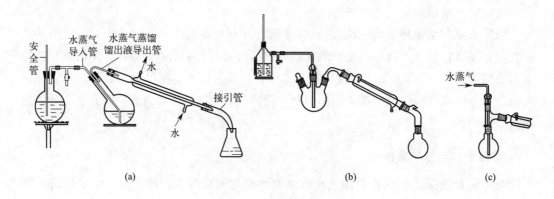

图2-36 水蒸气蒸馏装置图

2. 操作方法

安装、固定好水蒸气蒸馏装置。将待分离混合物转入蒸馏烧瓶中，加热水蒸气发生器，直至接近沸腾后才将T形管上的弹簧夹夹紧，使水蒸气均匀地进入蒸馏烧瓶（为了使水蒸气不致在烧瓶内过多冷凝，也可同时用小火加热蒸馏烧瓶）。必须控制好加热速度，使水蒸气能全部在冷凝管中冷凝下来，并控制馏出液的速度为每秒2~3滴。当**馏出液清亮透明、不再含有油状液滴时**，即可停止蒸馏。先松开T形管上的弹簧夹，然后停止加热，稍冷后，将水蒸气发生器与蒸馏系统断开。收集馏出液和残液，最后拆除仪器。

注意：要随时注意安全管中的水柱是否发生不正常的上升现象，以及蒸馏烧瓶中液体是否发生倒吸现象。一旦发生这种现象，应立即打开T形管上的弹簧夹，移去热源，故障排除后，方可继续蒸馏。

十三、萃取

萃取是把溶质从一种溶剂里提取到另一种溶剂里的操作。这两种溶剂一定要互不相溶,而且溶质在两种溶剂中的分配系数相差越大越好。萃取的主要仪器是分液漏斗。加入的总液体量以占分液漏斗容积 1/2 为宜,其中溶液占 2/3,萃取剂占 1/3。装好后,塞上磨口塞。此塞子不能涂油,塞好后再旋紧一下,以免漏液。如图 2-37 所示,以右手手掌顶住漏斗磨口塞,手指握住漏斗颈部。左手握住漏斗的活塞部分,大拇指和食指按住活塞柄,中指垫在活塞座下边,将漏斗倒转过来用力摇荡 2～3 min。摇荡时,漏斗应稍倾斜,活塞部分向上,不时自活塞中放气,因萃取剂多为有机溶剂,蒸气压较大,如不放气,有时会冲开磨口塞。摇荡后,将漏斗置漏斗架上,待分层后再进行液体的分离操作。若有乳化现象,可加入破乳剂摇荡,待分层后再分离。

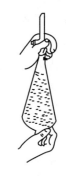

图 2-37 萃取操作示意

第三节 常用电子仪器的使用

一、电子天平

(一)电子天平的使用方法

(1) 水平调节。水泡应位于水平仪中心。

(2) 接通电源,预热 30 min。

(3) 打开关 ON,使显示器亮,并显示称量模式 0.0000 g。

(4) 称量。按 TAR 键,显示为零后。将称量物放入盘中央,待读数稳定后,该数字即为所称物体的质量。

(5) 去皮称量。按 TAR 键清零,将空容器放在盘中央,按 TAR 键显示零,即去皮。将称量物放入空容器中,待读数稳定后,此时天平所示读数即为所称物体的质量。

(二)称量方法

1. 减量法

这种方法称出的样品质量不要求固定的数值,只需在一定范围内即可,适应于易吸水、易氧化或易与 CO_2 反应的物质。将此类物质盛在带盖的称量瓶中进行称量,既可以防止吸潮,又便于称量操作。称量易吸水、易氧化或与 CO_2 起反应的物质时,应注意手不能直接接触称量瓶,可用纸条裹紧称量瓶进行操作。左手持称量瓶,右手持盖轻敲瓶口上部,使样品慢慢落入容器中,如图 2-38 所示。倒完后,慢慢将瓶竖起,用瓶盖轻敲瓶口，使粘在瓶口的试样落回瓶中，然后将瓶盖盖上，送回天平盘上称量。此法亦适用于性质较温度、不易挥发的液体样品。

样品所需的量往往很难一次倒准，需要多次尝试，方能达到要求。如果倾出量太多，应将已倾出的样品倒掉，洗净容器，重新称量，不得将已倒出的样品重新倒回称量瓶中。

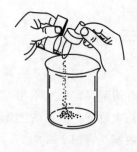

图 2-38 称量操作示意

2. 增量法

将干燥的小容器轻轻放在天平秤盘上，待显示平衡后按"TURE"键扣除皮重并显示零点，然后往容器中缓慢加入试样并观察屏幕，当达到所需质量时停止加样，显示平衡后即可记录所称取试样的净重。较易挥发的液体样品亦可使用此方法，但盛装液体的容器应具塞。

（三）使用天平的注意事项

（1）称量前被称物应在天平室放置足够时间，以使其温度与天平室温度达到平衡。如果室内外温差大，要减少天平室门的敞开时间，以控制天平室内温度的波动和空气对流。

（2）开、关天平的按键，开、关侧门，放取被称物等操作，应动作轻缓，不可用力过猛，否则可能造成天平部件脱位。

（3）调零点和读数时必须关闭两个侧门，待数字稳定后方可读取读数。

（4）测定零点和记录称量读数后，都要随手关闭天平。称量完毕，应将天平复原，并用刷子清扫天平托盘及周围。

（5）如果发现天平不正常，应及时报告指导教师，不要自行处理。

二、722S 型分光光度计

（一）结构简介

722S 型分光光度计由光源室、单色器、试样室、光电管暗盒、电子系统及数字显示器等部件组成。

（二）使用方法

（1）预热仪器。将模式选择键 MODE 置于"T"，打开电源开关，使仪器预热 30 min。为了防止光电管疲劳，不要连续光照，预热仪器时或不测定时应将试样室盖打开，使光路切断。

（2）选定波长。根据实验要求，转动波长手轮，调至所需要的单色波长。

(3) 把盛好参比样品和待测样品的比色皿放到四槽位样品架内。当拉杆到位时有定位感,到位时请前后轻轻推拉一下以确保定位正确。

(4) 调节 $T=0\%$。轻轻按"0%"键,使数字显示为"0.000"(此时试样室盖是打开的)。

(5) 调节 $T=100\%$。将盛蒸馏水(或空白溶液,或纯溶剂)的比色皿放入比色皿座架中的第一格内,并对准光路,把试样室盖子轻轻盖上,按透过率"100%"键,使数字显示的正好为"100.0"。一次未到位可加按一次。

(6) 重复(4)、(5)操作,显示稳定后可进行测定工作。

(7) 吸光度的测定。将模式选择键 MODE 按成"A",盖上试样室盖子,将空白液置于光路中,调节吸光度调节旋钮,使数字显示为"0.000"。将盛有待测溶液的比色皿放入比色皿座架中的其他格内,盖上试样室盖,轻轻拉动试样架拉手,使待测溶液进入光路,此时数字显示值即为该待测溶液的吸光度值。读数后,打开试样室盖,切断光路。重复上述测定操作 1～2 次,读取相应的吸光度值,取平均值。

(8) 浓度的测定。按模式选择键由"A"按成"C",将已知标定浓度的样品放入光路,按 FUNC 键,从右到左,各位数字会依次循环闪亮。某一位数字闪亮时,按 0% 和 100% 可上下设定数字,直到要求设定的数字出现时停止。全部设定完后再按 MODE,数字显示已知溶液的浓度,将被测样品放入光路,即可读出被测样品的浓度。

(9) 关机。实验完毕,切断电源,将比色皿取出洗净,并将比色皿座架用软纸擦净。待仪器冷却后盖上防尘罩。

(三)注意事项

(1) 为了防止光电管疲劳,不测定时必须将试样室盖打开,使光路切断,以延长光电管的使用寿命。

(2) 取拿比色皿时,手指只能捏住比色皿的毛玻璃面,而不能碰比色皿的光学表面。测试时,应将比色皿的光学表面置于光路上,并且检查比色皿内无气泡时方可测试。

(3) 比色皿不能用碱溶液或强氧化性的洗涤液洗涤,也不能用毛刷清洗。比色皿外壁附着的水或溶液应用擦镜纸或细而软的吸水纸吸干,不要擦拭,以免损伤它的光学表面。

(4) 比色皿内的溶液不要过多,装至比色皿的 3/4 即可,避免在测定的拉动过程中溅出,使仪器受湿、被腐蚀。

三、pHS-3C 型酸度计/毫伏计

pHS-3C 型酸度计是一种精密数字显示 pH 计,其测量范围宽,重复性误差小。

(一) pHS-3C 型酸度计/毫伏计的使用

1. 仪器使用前的准备

将复合电极按要求接好,置于蒸馏水中,并使加液口外露。

2. 预热

按下电源开关，仪器预热 30 min，然后对仪器进行标定。

3. 仪器的标定（单点标定）

（1）按下"pH"键，斜率旋钮调至"100％"位置。

（2）将复合电极洗干净，并用滤纸吸干后将复合电极插入已知 pH 的标准缓冲溶液中，温度旋钮调至标准缓冲溶液的温度，搅拌使溶液均匀。

（3）调节定位旋钮使仪器读数为该标准缓冲溶液的 pH。仪器标定结束。

4. 测量 pH

将电极移出，用蒸馏水洗干净，并用滤纸吸干后将复合电极插入待测溶液中，搅拌使溶液均匀，仪器显示的数值即是该溶液的 pH。

5. 测量电极电位

（1）将所需的离子选择性电极和参比电极按要求接好，按下"mV"键。

（2）将电极用蒸馏水洗干净，并用滤纸吸干后插入待测溶液中，搅拌使溶液均匀，仪器显示的数值即是该溶液的电极电位值。

（二）pHS-3C 型酸度计/毫伏计的注意事项

（1）注意保护电极，防止损坏或污染。

（2）电极插入溶液后要充分搅拌均匀（2～3 min），待溶液静止后（2～3 min）再读数。

（3）复合电极和饱和甘汞电极补充参比补充液，其中复合电极的外参比补充液是 $3\ mol·L^{-1}$ 氯化钾溶液，饱和甘汞电极的参比补充液是饱和氯化钾溶液。电极的引出端，必须保持干净和干燥，绝对防止短路。

（4）仪器标定好后，不能再动定位和斜率旋钮，否则必须重新标定。

四、雷磁 E-201-C 型 pH 复合电极

（一）复合电极的特点

（1）碰撞不破。电极的易碎部分有塑料栅保护，测量时可作搅拌棒用。

（2）电极为可充式。电极上端有充液小孔，配有小橡皮塞，在测量时应把小塞取下。

（3）抗干扰性能强。电极为全屏蔽式，防止测量时外电场干扰。

（4）本电极下端配有电极保护帽，取下帽后，可以立即使用。

（二）使用维护及注意事项

（1）电极在测量前必须用已知 pH 的标准缓冲溶液进行定位和斜率校准，为取得正

确的结果，用于定位的已知标准缓冲溶液的 pH 越接近被测值越好。

（2）取下保护帽后要注意，在塑料保护栅内的敏感玻璃球泡不要与硬物接触，任何破损和擦毛都会使电极失效。

（3）测量完毕不用时，应将电极保护帽套上，帽内应有少量浓度为 3 mol·L^{-1} KCl 溶液，以保持球泡的湿润。如果发现干枯，在使用前应在 3 mol·L^{-1} 氯化钾溶液或微酸性的溶液中浸泡几小时，以降低电极的不对称电位。

（4）复合电极的外参比补充液为 3 mol·L^{-1} 氯化钾溶液（附件有小瓶一只，内装氯化钾粉剂若干，用户只需加入去离子水至 20 mL 刻度处并摇匀，此溶液即为 3 mol·L^{-1} 外参比补充液），补充液可以从上端小孔加入。

（5）电极的引出端（插头），必须保持清洁和干燥，绝对防止输出端短路，否则将导致测量结果失准或失效。

（6）电极应与高输入阻抗（≥1012 Ω）的 pH 计或 mV 计配套，能使电极保持良好的特性。

（7）电极避免长期浸在蒸馏水、蛋白质、酸性氟化物溶液中，并防止和有机硅油脂接触。

（8）经长期使用后，如发现电极的百分理论斜率略有降低，则可把电极下端浸泡在 4% HF（氢氟酸）中 3~5 秒，用蒸馏水洗净，然后在 0.1 mol·L^{-1} HCl 溶液中浸泡几小时，用去离子水冲洗干净，使之复新。

（9）被测溶液中含有易污染敏感球泡或堵塞液接界的物质，会使电极钝化，其现象是百分理论斜率低、响应时间长、读数不稳定。为此，则应根据污染物质的性质，以适当溶液清洗，使之复新。

（三）复合电极使用注意事项

选用清洗剂时，四氯化碳、三氯乙烯、四氢呋喃等能溶解聚碳酸酯的清洗液，则可能把聚碳酸酯溶解后，沾污敏感玻璃球泡表面，从而使电极失效，请慎用！

五、DDS-307A 型电导率仪

1. 开机前的准备

（1）将电导电极安装在电极架上；
（2）用蒸馏水清洗电极。

2. 仪器操作流程

连接电源线，打开仪器开关，仪器进入测量状态，预热 30 min 后，可进行测量。

在测量状态下，按"电导率/TDS"键可以切换显示电导率以及 TDS；按"温度"键设置当前的温度值；按"电极常数"和"常数调节"键进行电极常数的设置。

（1）设置温度

DDS-307A 型电导率仪一般情况下不需要用户对温度进行设置，如果用户需要设置温度,请在不接温度电极的情况下,用温度计测出被测溶液的温度,然后按"温度△"或"温度▽"键,调节至当前温度值,按"确认"键,即完成当前温度的设置;按"测量"键放弃设置,返回测量状态。如果仪器接上温度电极时,将温度电极放入溶液中,此仪器显示的温度数值为自动测量溶液的温度值,仪器自动进行温度补偿,用户不必进行温度设置操作。

(2) 电极常数及其数值的设置

仪器使用前必须进行电极常数的设置。目前电导电极的电极常数为 0.01、0.1、1.0、10 四种类型,每种电极具体的电极常数均粘贴在每支电导电极上,用户根据电极上所示电极常数值进行设置。

按"电极常数"或"常数调节",仪器进入电极常数设置状态,仪器显示如下图:

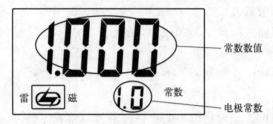

① 电极常数为"1.0"的数值设置:按"电极常数△"或"电极常数▽",电极常数的显示在 10、1.0、0.1、0.01 之间切换,如果电导电极标贴的电极常数为"1.010",则选择"1.0"并按"确认"键;再按"常数数值▽"或"常数数值△",使常数数值显示"1.010",按"确认"键;此时完成电极常数及数值的设置(电极常数为上下二组数值的乘积)。仪器显示如下图:

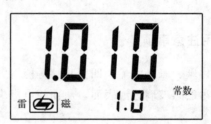

若用户放弃设置,按"电导率/TDS"键,返回测量状态。

② 电极常数为"0.1"的数值设置:按"电极常数△"或"电极常数▽",电极常数的显示在 10、1.0、0.1、0.01 之间切换,如果电导电极标贴的电极常数为"0.1010",则选择"0.1"并按"确认"键;再按"常数数值▽"或"常数数值△",使常数数值显示"1.010",按"确认"键;此时完成电极常数及数值的设置(电极常数为上下二组数值的乘积)。仪器显示如下图:

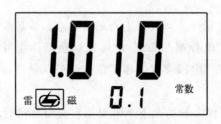

若用户放弃设置,按"电导率/TDS"键,返回测量状态。

③ 电极常数为"0.01"的数值设置:按"电极常数△"或"电极常数▽",电极常数的显示在 10、1.0、0.1、0.01 之间切换,如果电导电极标贴的电极常数为"0.01010",则选择"0.01"并按"确认"键;再按"常数数值▽"或"常数数值△",使常数数值显示"1.010",按"确认"键;此时完成电极常数及数值的设置(电极常数为上下二组数值的乘积)。仪器显示如下图:

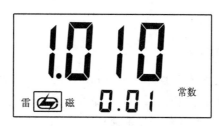

若用户放弃设置,按"电导率/TDS"键,返回测量状态。

④ 电极常数为"10"的数值设置:按"电极常数△"或"电极常数▽",电极常数的显示在 10、1.0、0.1、0.01 之间切换,如果电导电极标贴的电极常数为"10.10",则选择"10"并按"确认"键;再按"常数数值▽"或"常数数值△",使常数数值显示"1.010",按"确认"键;此时完成电极常数及数值的设置(电极常数为上下二组数值的乘积)。仪器显示如下图:

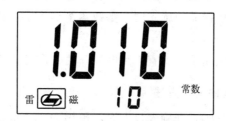

若用户放弃设置,按"电导率/TDS"键,返回测量状态。

3. 测量

经过上述的设置之后,按"测量"键使仪器进入电导率测量状态。

具体流程如下:测量并设置温度→电极常数的设置→蒸馏水清洗电极头,再用被测溶液清洗一次→将电导电极浸入被测溶液中测量,用玻璃棒搅拌溶液使溶液均匀,在显示屏上读取溶液的电导率值。

4. 注意事项

(1)测量时应注意保护好电极头,避免碰碎。

(2)电极使用前必须放入在蒸馏水中浸泡数小时,经常使用的电极应放入(贮存)在蒸馏水中。

(3)为保证仪器的测量精度,必要时在仪器的使用前,用该仪器对电极常数进行重新标定。同时应定期进行电导电极常数标定。

(4)在测量高纯水时应避免污染,正确选择电导电极的常数并最好采用密封、流动的测量方式。

(5) 本仪器的 TDS 按电导率 1∶2 比例显示测量结果。

(6) 为确保测量精度，电极使用前应用于小 $0.5~\mu S \cdot cm^{-1}$ 的去离子水（或蒸馏水）冲洗 2 次，然后用被测试样冲洗后方可测量。

(7) 电极插头座防止受潮，以免造成不必要的测量误差。

六、旋光仪

1. WZZ 型旋光仪的使用方法

(1) 打开电源开关，将钠光灯预热 5～10 min，使之发光稳定。

(2) 打开直流开关（若直流开关扳上后，钠光灯熄灭，则再将直流开关上下重复扳动 1～2 次，使钠光灯在直流下点亮，为正常）。

(3) 打开示数开关，使旋光仪处于待测状态。将装有蒸馏水或其他空白溶剂的旋光管放入样品室，盖上箱盖。旋光管中若有气泡，应先让气泡浮在凸颈处；通光面两端的雾状水滴，应用软布揩干。管两端螺帽不能旋得太紧，一般以随手旋紧不漏水为止。旋光管安放时应注意标记位置和方向。打开示数开关，调节零位手轮，使旋光值为零。

(4) 取出旋光管，洗净后装入待测样品，将其按相同的位置和方向放入样品室内，盖好箱盖。示数盘将转出该样品的旋光度。示数盘上黑色示值为右旋（＋），红色示值为左旋（－）。

(5) 测试完毕，依次关闭示数、直流和电源开关。将旋光管洗净存放。

2. WXG 型圆盘旋光仪的使用方法

(1) 旋光仪零点校正：①打开旋光仪电源，预热 5～10 min，钠灯发光正常。②洗净旋光管，将旋光管一端盖子打开，灌满蒸馏水，盖上玻璃片（此时管内不应有空气泡存在），旋上套盖，使玻璃片紧贴旋光管，勿使漏水。用滤纸擦干旋光管，再用擦镜纸将旋光管两端玻璃片擦干净。③放入旋光仪（有圆泡一端朝上，以便把气泡存入，不致影响观察和测定），调节视度螺旋至视场中三分视界清晰时止；转动刻度盘手轮至三分视野暗度相等为止，记录仪器零点。如图 2-39 所示。

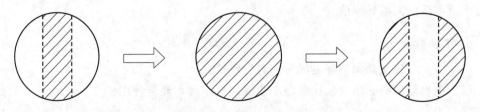

图 2-39　目镜中三分视场变化

注意：检查旋光仪零点是否准确，即在旋光仪未放旋光管或放进充满蒸馏水的旋光管时，观察零度时视场亮度是否一致。如不一致，说明有零点误差，应在测量读数中减去或加上该偏差值。或放松刻度盘盖背面四只螺钉，微微转动刻度盘盖校正（只能校正 0.5°左右的误差，严重的应送制造厂检修）。

（2）样品旋光度测定：将装好样品的旋光管擦净，放入旋光仪（有圆泡一端朝上，以便把气泡存入，不致影响观察和测定），转动刻度盘手轮至三分视野暗度相等为止，再从放大镜中读取刻度盘所旋转的角度。如图 2-40 所示，与游标卡尺同，可看作是 20 等分的游标卡尺，即最小刻度为 0.05°。以游标零刻线位置为准，在刻度盘上读取整数值，再看游标上哪条刻线与主刻度盘上的某一刻线（不用管是第几条刻线）对齐，由游标上读出整数下小数值。总的读数为毫米整数加上毫米小数。

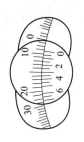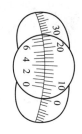

图 2-40 刻度盘度数

需要注意的是，旋光仪读数的左旋和右旋是根据游标上的 0 刻度与主刻度盘上 0 刻度的相对位置判断的。图 2-40 中游标上的 0 刻度在主刻度盘上 0 刻度的上方，因此读数的整数部分应为 9°，游标上第六根刻度线与主刻度盘上的对得最整齐，故小数部分是 0.05×6＝0.30°，所以最终读数为 9°＋0.30°＝9.30°。

3. 关机

样品检测完毕，关闭开关，拔掉电源，清洗旋光管，清洁仪器，罩好防尘罩。

4. 填写仪器使用记录

按规定填写仪器使用记录。

第三章

实验内容

第一节　基础性实验

实验 1-1　药用氯化钠的制备及杂质限度检查

【实验目的】

1. 掌握药用氯化钠的制备原理和方法。
2. 初步了解药品的质量检查方法。
3. 练习蒸发、结晶、过滤等基本操作,学习减压过滤的方法。

【实验原理】

药用氯化钠是以粗食盐为原料进行提纯的。粗食盐中除含有泥沙等不溶性杂质外,还有 K^+、Ca^{2+}、Mg^{2+}、Fe^{3+}、SO_4^{2-}、CO_3^{2-}、Br^-、I^- 等可溶性杂质。不溶性杂质可采用过滤的方法除去,可溶性杂质则选用适当的试剂使生成难溶化合物后过滤除去。

少量可溶性杂质(如 K^+、Br^-、I^- 等)由于含量很少,可根据溶解度的不同,在结晶时使其残留在母液中而除去。

对药品杂质限度的检查,则是根据沉淀反应原理,通过样品管和标准管在相同条件下进行比浊试验,样品管不得比标准管更深。

【仪器与试剂】

仪器:试管,烧杯,量筒(10 mL、50 mL),漏斗,漏斗架,布氏漏斗,抽滤瓶,蒸发皿,酒精灯,石棉网,三脚架,台秤等。

试剂:HCl 溶液(0.02 mol·L^{-1}、2 mol·L^{-1}、6 mol·L^{-1}),1 mol·L^{-1} H_2SO_4 溶液,NaOH 溶液(0.02 mol·L^{-1}、1 mol·L^{-1}),6 mol·L^{-1} $NH_3·H_2O$

溶液，饱和 Na_2CO_3 溶液，25% $BaCl_2$ 溶液，0.25 $mol·L^{-1}$ $(NH_4)_2C_2O_4$ 溶液，2% 氯胺-T 溶液，0.05% 太坦黄溶液，淀粉混合物（新配制），标准 KBr 溶液，标准镁溶液，氯仿，溴麝香草酚蓝指示剂，pH 试纸，粗食盐等。

【实验步骤】

1. 粗食盐的精制

（1）在台秤上称取 10.0 g 粗盐于 250 mL 烧杯中，加入蒸馏水 50 mL，搅拌，加热使其溶解。

（2）继续加热至近沸，在搅拌下逐滴加 25% $BaCl_2$ 溶液 1~2 mL 至沉淀完全（为了检查沉淀是否完全，可停止加热，待沉淀沉降后，用滴管吸取少量上层清液于试管中，加 2 滴 6 $mol·L^{-1}$ HCl 酸化，再加 1~2 滴 $BaCl_2$ 溶液，如无混浊，说明已沉淀完全。如出现混浊，则表示 SO_4^{2-} 尚未除尽，需继续滴加 $BaCl_2$ 溶液）。继续加热煮沸约 5 min，使颗粒长大而易于过滤。稍冷，抽滤，弃去沉淀。

（3）将滤液加热至近沸，在搅拌下逐滴加入饱和 Na_2CO_3 溶液至沉淀完全（检查方法同前）。再滴加少量 1 $mol·L^{-1}$ NaOH 溶液，使 pH 为 10~11。继续加热至沸，稍冷，抽滤，弃去沉淀，将滤液转入洁净的蒸发皿内。

（4）用 2 $mol·L^{-1}$ HCl 调节滤液 pH 为 3~4，置于石棉网上加热蒸发浓缩，并不断搅拌，浓缩至糊状稠液为止，趁热抽滤至干。

（5）将滤得的 NaCl 固体加适量蒸馏水，不断搅拌至完全溶解，如上法进行蒸发浓缩，趁热抽滤，尽量抽干。把晶体转移到干燥蒸发皿中，置于石棉网上，小火烘干，冷却，称量，计算产率。

2. 药品质量检查

（1）溶液的澄清度：取本品 5.0 g，加蒸馏水 250 mL 溶解后，溶液应澄清。

（2）酸碱度：取本品 5.0 g，加入新鲜蒸馏水 50 mL 溶液，加 2 滴溴麝香草酚蓝指示剂，如显黄色，加 0.02 $mol·L^{-1}$ NaOH 溶液 0.01 mL，应变为蓝色；如显蓝色或绿色，加 0.02 $mol·L^{-1}$ HCl 溶液 0.20 mL，应变为黄色。

NaCl 为强酸强碱盐，其水溶液应呈中性。但在制备过程中，可能夹杂少量的酸或碱，所以《中国药典》把它限制在很小范围。溴麝香草酚蓝指示剂变色范围是 pH 6.0~7.6，颜色由黄色到蓝色。

（3）碘化物：取本品的细粉 5.0 g，置于瓷蒸发皿内，滴加新配制的淀粉混合液适量使晶粉湿润，置于日光下（或日光灯下）观察，5 min 内晶粒不得显蓝色痕迹。

（4）溴化物：取本品 2.0 g，加入蒸馏水 10 mL 使其溶解，加 2 $mol·L^{-1}$ HCl 溶液 3 滴与氯仿 1 mL，边振摇边滴加 2% 氯胺-T 溶液（新配）3 滴，氯仿层如显色，与标准 KBr 溶液 1.0 mL 用同一方法制成的对照比较，不得更深。

（5）钡盐：取本品 4.0 g，加蒸馏水 20 mL 溶解后，过滤，滤液分为两等份。一份中加 1 $mol·L^{-1}$ H_2SO_4 溶液 2 mL，另一份中加蒸馏水 2 mL，静置 15 min，两液应同样澄清。

(6) 钙盐：取本品 2.0 g，加入蒸馏水 10 mL 使其溶解，加 6 mol·L^{-1} NH$_3$·H$_2$O 溶液 1 mL，摇均，加 0.25 mol·L^{-1} (NH$_4$)$_2$C$_2$O$_4$ 溶液 1 mL，5 min 内不得发生混浊。

(7) 镁盐：取本品 1.0 g，加入蒸馏水 20 mL 使其溶解，加 1 mol·L^{-1} NaOH 溶液 2.5 mL 与 0.05% 太坦黄溶液摇匀，生成的颜色与标准镁溶液 1.0 mL 用同一方法制成的对照比较，不得更深（0.001%）。

硫酸盐、铁盐、钾盐和重金属的检验方法省略。

【思考题】

1. 如何除去粗食盐中的 Mg^{2+}、Ca^{2+}、SO_4^{2-} 等离子？怎样检查这些离子是否已经沉淀完全？

2. 在除去 Ca^{2+}、Mg^{2+}、SO_4^{2-} 等离子时，为什么要先加入 BaCl$_2$ 溶液，然后再加入 Na$_2$CO$_3$ 溶液？

3. 加盐酸酸化滤液的目的是什么？是否可用其他强酸（如 HNO$_3$）调节 pH？为什么？

实验 1-2 乙酸解离度与解离常数的测定

【实验目的】

1. 掌握弱电解质解离度和解离常数的测定方法。
2. 了解电位法测定溶液 pH 的原理和方法，并掌握酸度计的使用。
3. 学会碱式滴定管的使用。
4. 掌握容量瓶和容量吸管的作用。

【实验原理】

乙酸（CH$_3$COOH，简写为 HAc，俗称醋酸）是弱电解质，在溶液中存在下列解离平衡：

$$HAc \rightleftharpoons H^+ + Ac^-$$

$$K_a = \frac{[H^+][Ac^-]}{HAc} \tag{3-1}$$

式中，K_a 为解离常数。

乙酸溶液的起始浓度 c 可以用标准 NaOH 溶液滴定测得。其解离出来的 H^+ 的浓度，可用酸度计测定乙酸溶液的 pH 而得。从 $[H^+]=[Ac^-]$ 和 $[HAc]=c$ 的关系可求出 $[Ac^-]$ 和 $[HAc]$，代入式(3-1) 中便可计算该温度下的 K_a 值。

根据解离度定义，用 $\alpha = \dfrac{[H^+]}{c}$ 求出不同浓度乙酸的解离度。由于 HAc 的 K_a 与 α 之间存在下列关系：

$$K_a = \frac{c\alpha^2}{1-\alpha} \tag{3-2}$$

因此,亦可用此式测定 HAc 的解离常数。

【仪器与试剂】

仪器:酸度计,容量瓶(100 mL),碱式滴定管(50 mL),锥形瓶(250 mL),烧杯(50 mL),刻度吸管(5 mL、10 mL),洗耳球等。

试剂:已知浓度 NaOH 溶液(近似于 $0.2\ mol \cdot L^{-1}$),待标定乙酸溶液(浓度约为 $0.2\ mol \cdot L^{-1}$),酚酞指示剂,标准缓冲溶液(pH=4.00)等。

【实验步骤】

1. 用标准 NaOH 溶液测定乙酸溶液的准确浓度(准确至三位有效数字)

用容量吸管吸取三份 25.00 mL HAc 溶液,分别置于三个 250 mL 锥形瓶中,各加入 2~3 滴酚酞指示剂,分别用标准 NaOH 溶液滴定至溶液呈微红色,半分钟内不褪色为止,记下所耗去 NaOH 溶液的体积(单位为 mL)。计算出 HAc 溶液的浓度。

2. 配制不同浓度的乙酸溶液

用容量吸管或刻度吸管分别吸取 50.00 mL、10.00 mL 和 5.00 mL 已标定过的 HAc 于 100 mL 容量瓶中,用蒸馏水稀释至刻度,摇匀,制得各相应浓度的 HAc 溶液。

3. 测定上述四种浓度 HAc 溶液 pH

用四个干燥的 50 mL 烧杯,分别取 25 mL 上述四种浓度的 HAc 溶液,由稀到浓分别用酸度计测定它们的 pH,并记录温度(表 3-1)。

根据 α 以及 K_a 与 α 的关系式,运用实验测得数据,计算出不同浓度 HAc 的 K_a 值,最后计算出在当时温度下的 K_a 平均值。

表 3-1 解离度和解离常数的测定

编号	乙酸溶液浓度(c)	pH	[H^+]	解离度 α	解离常数 K_a	
					测定值	平均值
1						
2						
3						
4						

注:温度_____℃。

【思考题】

1. 不同浓度 HAc 溶液的解离度是否相同?解离常数是否相同?
2. 若 HAc 溶液的温度有明显变化,解离度和解离常数有何变化?

实验 1-3 缓冲溶液

【实验目的】

1. 掌握缓冲溶液的配制方法。
2. 掌握缓冲溶液的性质和缓冲容量的测定。
3. 学会酸度计和酸式滴定管的准确使用方法。

【实验原理】

缓冲溶液具有抵抗外来少量强酸（或强碱）而保持其 pH 几乎不变的能力。缓冲溶液一般由弱酸和其对应的共轭碱组成，其 pH 可用下式计算：

$$\mathrm{pH}=\mathrm{p}K_a+\lg\frac{[\text{共轭碱}]}{[\text{共轭酸}]} \tag{3-3}$$

式中，K_a 为组成缓冲溶液中共轭酸的解离常数。式(3-3)表明，缓冲溶液的 pH 同时取决于弱酸的 K_a 以及溶液中含共轭酸和共轭碱的浓度比。

在配制缓冲溶液时，若使用相同浓度的共轭酸和共轭碱时，则可用它们的体积比表示：

$$\mathrm{pH}=\mathrm{p}K_a+\lg\frac{V_{\text{共轭碱}}}{V_{\text{共轭酸}}} \tag{3-4}$$

由式(3-4)计算所得的 pH 是近似的，要准确计算配制溶液的 pH 时，必须考虑离子活度的影响。

缓冲溶液的缓冲能力是有一定限度的。通常用缓冲容量 β 作为衡量缓冲能力大小的尺度。

$$\beta=\frac{\mathrm{d}n_{a(b)}}{V|\mathrm{dpH}|}=2.303\times\frac{[\mathrm{HB}][\mathrm{B}^-]}{c_{\text{总}}}$$

β 越大，说明缓冲溶液的缓冲能力越强。

【仪器与试剂】

仪器：酸式滴定管（50 mL），刻度吸管（1 mL、10 mL），烧杯（50 mL、150 mL），酸度计，洗耳球等。

试剂：HAc 溶液（0.1 mol·L^{-1}、2 mol·L^{-1}），NaAc 溶液（0.1 mol·L^{-1}），蒸馏水，Na$_2$HPO$_4$ 溶液（0.2 mol·L^{-1}），KH$_2$PO$_4$ 溶液（0.2 mol·L^{-1}、2 mol·L^{-1}），NaOH 溶液（1 mol·L^{-1}、2 mol·L^{-1}），HCl 溶液（1 mol·L^{-1}），NaCl 溶液（0.9%，质量浓度）等。

【实验步骤】

1. 缓冲溶液的配制

(1) 计算配制 pH＝4.60 的缓冲溶液 40 mL 所需 0.1 mol·L^{-1} HAc 溶液和

$0.1\ mol \cdot L^{-1}$ NaAc 溶液的用量（$pK_a = 4.74$）。根据计算用量，用酸式滴定管放取 HAc 溶液，用刻度吸管吸取 NaAc 溶液置于 50 mL 烧杯中，混匀，用酸度计测定其 pH，若 pH 不等于 4.60，可用 $2\ mol \cdot L^{-1}$ NaOH 溶液或 $2\ mol \cdot L^{-1}$ HAc 溶液调节，使 pH 为 4.60。

（2）计算配制 pH＝7.40 的缓冲溶液 160 mL 所需 $0.2\ mol \cdot L^{-1}$ Na_2HPO_4 溶液和 $0.2\ mol \cdot L^{-1}$ KH_2PO_4 溶液的用量（$pK_{a_2} = 7.21$）。用碱式滴定管放取 Na_2HPO_4 溶液，用刻度吸管吸取 KH_2PO_4 溶液置于 250 mL 烧杯中，混匀；用酸度计测定其 pH，并用 $2\ mol \cdot L^{-1}$ NaOH 溶液或 $2\ mol \cdot L^{-1}$ KH_2PO_4 溶液调节其 pH 为 7.40，保留备用。

2. 缓冲溶液的性质

按表 3-2 量取各种溶液，并测其 pH。根据加入酸、碱、纯水前后 pH 的变化，说明缓冲溶液具有哪些性质。

表 3-2 在缓冲溶液中加入酸、碱与纯水前后对各溶液 pH 的影响

编号	缓冲溶液体积 / mL	pH_1	加入酸或碱的体积 / mL		pH_2	ΔpH	缓冲容量
1	$0.2\ mol \cdot L^{-1}$ Na_2HPO_4-KH_2PO_4	40	$1\ mol \cdot L^{-1}$ HCl	0.25			
2	$0.2\ mol \cdot L^{-1}$ Na_2HPO_4-KH_2PO_4	40	$1\ mol \cdot L^{-1}$ NaOH	0.25			
3*	$0.2\ mol \cdot L^{-1}$ Na_2HPO_4-KH_2PO_4	40	纯水	40			
4	0.9% NaCl	40	$1\ mol \cdot L^{-1}$ HCl	0.25			
5	0.9% NaCl	40	$1\ mol \cdot L^{-1}$ NaOH	0.25			
6	$0.1\ mol \cdot L^{-1}$ Na_2HPO_4-KH_2PO_4	40	$1\ mol \cdot L^{-1}$ HCl	0.25			
7	$0.1\ mol \cdot L^{-1}$ Na_2HPO_4-KH_2PO_4	40	$1\ mol \cdot L^{-1}$ NaOH	0.25			

注：＊表示编号 3 留下供编号 6、编号 7 用。

【思考题】

1. 缓冲溶液除抵抗少量酸、碱作用外，能否抵抗少量水的稀释？稀释前后缓冲容量是否相同？

2. 所配制的缓冲溶液的 pH 的计算值与实验测定值为何不相同？哪些因素造成其差异？

实验 1-4 五水硫酸铜的制备与提纯

【实验目的】

1. 学习由不活泼金属与酸作用制备盐的方法和使用重结晶法提纯物质。
2. 练习溶解、浓缩、蒸发、结晶、过滤及重结晶等基本操作。

【实验原理】

五水硫酸铜（化学式为 $CuSO_4 \cdot 5H_2O$）为天蓝色晶体，也被称作硫酸铜晶体，俗

称蓝矾、胆矾或铜矾。制备五水硫酸铜的方法有很多，本实验用氧化铜和稀硫酸反应制备，反应方程式如下：

$$CuO + H_2SO_4 \Longrightarrow CuSO_4 + H_2O$$

$$CuSO_4 + 5H_2O \Longrightarrow CuSO_4 \cdot 5H_2O$$

硫酸铜的溶解度随温度升高而增大，可用重结晶法提纯。其中，不溶性杂质用过滤法除去；而可溶性杂质，如 Fe^{3+} 和 Fe^{2+}，用氧化剂 H_2O_2 将 Fe^{2+} 氧化为 Fe^{3+}，调节 pH，并控制 pH 至 3 左右（若 pH 过大，会析出碱式硫酸铜的沉淀），加热煮沸，使 Fe^{3+} 水解成为 $Fe(OH)_3$ 沉淀而除去。

【仪器与试剂】

仪器：台秤，玻璃棒，酒精灯，石棉网，烧杯（100 mL），蒸发皿，量筒，布氏漏斗，抽滤瓶，真空泵，表面皿，pH 试纸，滤纸等。

试剂：H_2SO_4 溶液（1 mol·L^{-1}），H_2SO_4 溶液（3 mol·L^{-1}），CuO 粉末，NaOH 溶液（2 mol·L^{-1}），H_2O_2 溶液（3%），蒸馏水等。

【实验步骤】

1. 五水硫酸铜粗晶体的制备

量取 10 mL 3 mol·L^{-1} H_2SO_4，置于 100 mL 烧杯中，用小火加热，边加热边搅拌，慢慢撒入 CuO 粉末直到不再反应。待反应完全后，若发现溶液蒸发变少，有少量蓝色晶体析出，可适当补充少量蒸馏水。趁热减压抽滤，将滤液转入蒸发皿中，加热搅拌，直至溶液表面出现晶膜，冷却结晶、抽滤，得 $CuSO_4 \cdot 5H_2O$ 粗晶体。

2. 五水硫酸铜的提纯

将粗晶体加 20 mL 蒸馏水加热溶解，边搅拌边滴加 1 mL 3% H_2O_2 溶液，继续搅拌加热 3~5 min 后，逐滴加入 2 mol·L^{-1} NaOH 溶液调节溶液 pH 至 3~4（用精密 pH 试纸测定）。继续加热数分钟，待过量的 H_2O_2 完全分解后，趁热抽滤，将滤液转入干净的蒸发皿中，用 1 mol·L^{-1} H_2SO_4 调节溶液的 pH 至 1~2，然后小火加热，蒸发浓缩至溶液表面出现晶膜，冷却结晶、抽滤，即得纯的 $CuSO_4 \cdot 5H_2O$ 晶体，称重，观察晶体的形状、颜色并计算产率。

【注意事项】

1. 双氧水应缓慢分次滴加。
2. 趁热过滤时，应先洗净过滤装置并预热；将滤纸准备好，抽滤时再润湿。
3. 水浴加热浓缩至表面有晶膜出现即可，不可将溶液蒸干。
4. 浓缩液自然冷却至室温。

【思考题】

1. 加 H_2O_2 时，为什么要逐滴加入？为什么加完 H_2O_2 后，再继续加热数分钟？

2. 为什么可以用重结晶法提纯粗 $CuSO_4 \cdot 5H_2O$？

3. 蒸发、结晶制备 $CuSO_4 \cdot 5H_2O$ 时，为什么刚出现晶膜时就应停止加热，而不能将溶液蒸干？

实验1-5　肥皂的制备

【实验目的】

1. 了解肥皂的制取过程。

2. 认识油脂的重要性质——皂化反应。

【实验原理】

脂肪和植物油的主要成分是甘油三酯，它们在碱性条件下水解的方程式为：

$$\begin{array}{l} \text{O—COR} \\ \text{O—COR} \\ \text{O—COR} \end{array} \xrightarrow{NaOH} \begin{array}{l} \text{HO} \\ \text{HO} \\ \text{HO} \end{array} + 3RCOONa$$

R 基可能不同，但生成的 R-COONa 都可以做肥皂。常见的 R 基有：

8-十七碳烯基：R-COOH 为油酸。

正十五烷基：R-COOH 为软脂酸。

正十七烷基：R-COOH 为硬脂酸。

【仪器与试剂】

仪器：烧杯，量筒，蒸发皿，滴管，玻璃棒，纱布，铁架台（带铁圈），酒精灯等。

试剂：植物油（或动物油），乙醇，氢氧化钠溶液（30％），氯化钠饱和溶液，蒸馏水等。

【实验步骤】

1. 原料的准备

用三个量筒分别取植物油 10 mL、乙醇 10 mL、30％氢氧化钠溶液 15 mL 混合在 250 mL 的烧杯中。

2. 皂化反应

把盛原料的烧杯放在铁架台铁圈的石棉网上，并点燃酒精灯给其加热，为了使原料受热均匀，充分皂化，要用玻璃棒不断搅拌，加热至混合物变黏稠状（皂化时间 40 min）。继续加热，直到取一滴混合物加到水中时，在液体表面不再形成油滴为止。

3. 盐析

将油脂和碱经过皂化反应后形成的稠状物冷却 5 min，然后加入饱和氯化钠溶液 30 mL，充分搅拌均匀，静止溶液分上下两层，肥皂浮在液体上面，下层为黄色或黄褐色的水液层。其中加入氯化钠的溶液的作用是使肥皂析出（盐析），因为氯化钠的加入降低了高级脂肪酸钠的溶解性。玻璃棒搅拌的目的是使氯化钠溶液与液体混合均匀。

4. 提纯

用纱布将盐析后的混合液过滤，将纱布上的固体混合物转移到蒸发皿中，加乙醇 15 mL 加热溶解，加饱和氯化钠溶液 20 mL，边搅拌边加热，加热至混合物变成黏稠状，冷却 5 min，然后再加入饱和氯化钠溶液 30 mL，充分搅拌均匀，静止溶液分上下两层，肥皂浮在液体上面，下层为黄色或黄褐色的水液层。

5. 过滤

用纱布将盐析后的混合液过滤，并将纱布上的固体混合物挤干，加香料（松香）压制成条形，晾干即可。

【思考题】

1. 在原料的准备中，加入乙醇的目的是什么？加入氢氧化钠的作用是什么？
2. 植物油在氢氧化钠作用下发生了什么反应？反应类型是什么？写出化学反应方程式。
3. 植物油的成分是什么？肥皂的成分是什么？

实验 1-6　乙酸乙酯的制备

【实验目的】

1. 学习乙酸乙酯的制备方法，了解酯化反应原理。
2. 掌握加热回流、洗涤、干燥、蒸馏等实验操作方法。

【实验原理】

乙酸乙酯一般是以乙酸和乙醇作反应物，在浓硫酸的催化下作用得到的。反应方程式为：

$$CH_3CH_2OH + CH_3COOH \xrightarrow[110 \sim 120\ ℃]{\text{浓}\ H_2SO_4} CH_3COOCH_2CH_3 + H_2O$$

酯化反应是一个可逆反应，若用等物质的量的反应物，反应达到平衡时，转化率仅为 66.6%。

【仪器与试剂】

仪器：三颈烧瓶，分液漏斗，蒸馏头，直形冷凝管，尾接管，圆底烧瓶，温度计套管，温度计，锥形瓶，干燥管等。

试剂：冰醋酸，无水乙醇，浓硫酸，饱和碳酸钠溶液，饱和氯化钠溶液，饱和氯化钙溶液，无水碳酸钾，沸石等。

【实验步骤】

1. 乙酸乙酯的制备

在三颈烧瓶中，放入 10 mL 无水乙醇。然后一边摇动，一边慢慢地加入 5.0 mL 浓硫酸，再加入 2~3 粒沸石。搭建实验装置如图 3-1。在滴液漏斗中，装入剩下的 25 mL 无水乙醇和 20 mL 冰醋酸的混合液。用加热套加热烧瓶，先从滴液漏斗滴入 2 mL 混合液至三颈烧瓶中，调节反应混合物的温度在 110~120 ℃。然后将无水乙醇和冰醋酸的混合液由滴液漏斗中慢慢滴入三颈烧瓶中，控制调节加料的速度和蒸出酯的速度大致相等，并维持反应温度在 120 ℃ 左右。滴加完毕后，继续加热约 10 min，直到温度升高到 130 ℃，不再有液体馏出为止。

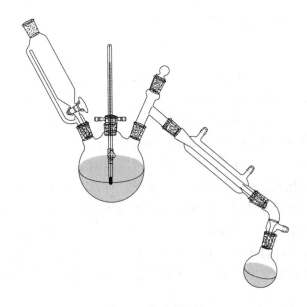

图 3-1 实验装置图

2. 产物的萃取分离

将饱和碳酸钠溶液缓慢地加入馏出液中，直到无二氧化碳气体逸出，并用石蕊试纸检验酯层，直至不显酸性为止。饱和碳酸钠溶液要小量分批地加入，并不断摇动接收器。将混合液转移至分液漏斗中，静置，弃去下面水层。用等体积的饱和氯化钠溶液洗涤酯层，再用等体积的饱和氯化钙溶液洗涤两次（弃去下层液体，从分液漏斗上口将乙酸乙酯转移至干燥的锥形瓶中，用 2 g 无水硫酸钠或氯化钙干燥，放置，在此期间要间歇振荡锥形瓶）。

3. 乙酸乙酯的纯化

用玻璃漏斗将干燥的乙酸乙酯粗品滤入干燥的 50 mL 烧瓶中，补加 1~2 块沸石进行常压蒸馏，收集 74~78 ℃ 馏分。若产物是在 70~72 ℃ 馏出，就必须重新干燥和蒸馏。称量精制的乙酸乙酯并计算产率。

【思考题】
1. 在本实验中硫酸起什么作用？
2. 蒸出的粗乙酸乙酯中主要有哪些杂质？
3. 为什么不能用浓氢氧化钠溶液代替饱和碳酸钠溶液来洗涤馏出液？

实验1-7　植物中挥发油的提取

【实验目的】
1. 阐释挥发油的提取原理和实验方法。
2. 学会水蒸气提取挥发性物质的一般实验操作。

【实验原理】

丁香亦称丁子香，桃金娘科番樱桃属，为常绿乔木。它主产于马达加斯加、印度尼西亚、坦桑尼亚、马来西亚、桑给巴尔、印度、越南及中国的海南、云南。可利用部分为干花蕾、茎、叶。利用水蒸气蒸馏法蒸馏花蕾，可得丁香花蕾油，得油率为15%～18%；丁香花蕾油为黄色至澄清的棕色流动性液体，有时稍带黏滞性，具有药香、木香、辛香和丁香酚特征性香气，相对密度1.044～1.057，折射率1.528～1.538。利用水蒸气蒸馏法蒸馏丁香茎，可得丁香茎油，得油率为4%～6%；丁香茎油为黄色至浅棕色液体，接触铁后变暗紫棕色，具有辛香和丁香酚特征性香气，但不及丁香花蕾油，相对密度1.041～1.059，折射率1.531～1.536。利用水蒸气蒸馏法蒸馏叶片，可得丁香叶油，得油率为2%左右；丁香叶油为黄色至浅棕色液体，接触铁后变暗，具有辛香和丁香酚特征性香气，相对密度1.039～1.051，折射率1.531～1.535。

丁香的主要成分有丁香酚、石竹烯、乙酸丁香酚酯、甲基戊基酮等，具有辛香和丁香酚特征性香气。丁香酚为无色或苍黄色液体，沸点225 ℃，几乎不溶于水，与乙醇、乙醚、氯仿混溶。丁香油广泛用于调配日用、食用、酒用、烟用香精；也用于单离丁香酚和合成其他香料。利用水蒸气蒸馏可以将含有香气的丁香酚提取出来。

丁香酚（eugenol）

水蒸气蒸馏的原理：①混合物的沸点比单一液体的沸点低；②分馏比不变；③沸点比水高的化合物可被水蒸气蒸馏出来；④挥发油的沸点一般在70～300 ℃之间。挥发油具有挥发性，可随水蒸气蒸馏。水蒸气蒸馏法是提取中药中挥发油最常用的方法。

【仪器与试剂】

仪器：冷凝管，烧杯，沸石，分液漏斗等。

试剂：丁香粉，三氯化铁溶液（5%），蒸馏水等。

【实验步骤】

1. 挥发油的提取

取 20 g 丁香粉加入 160 mL 蒸馏水中，浸泡 2～5 h 后，加入沸石，加热回流 1 h 后，改为蒸馏，收集馏出液至瓶中液体较少时，停止加热（不能蒸干），冷却至室温后，记录馏出液的体积。将所得到的油水混合物转移至分液漏斗中，静置，待其分层后，分离得到粗制丁香油。

2. 丁香酚的鉴定

取少许丁香酚少许，滴加 5%三氯化铁溶液，观察现象。

【思考题】

1. 丁香挥发油的主要成分有什么？
2. 如何控制蒸馏的馏出速度？

实验 1-8　纸色谱

【实验目的】

1. 了解纸色谱的基本原理。
2. 学习用纸色谱分离氨基酸的操作技术。

【实验原理】

纸色谱属于分配色谱的一种，它是以滤纸作为载体，以吸附在滤纸上的水作为固定相，含一定比例水的亲脂性较强的有机溶剂（通常称为展开剂）为流动相。因样品中不同溶质在两相中分配系数不同，易溶于流动相中而难溶于水中的组分，随流动相往前移动速度快些；而易溶于固定相难溶于流动相的组分，随流动相向前移动速度慢些，从而达到将不同组分分离的目的。

纸色谱主要用于分离和鉴定有机化合物，对于亲水性较强的组分分离效果较好，所以特别适用于多官能团或强极性化合物如糖或氨基酸的分离分析。纸色谱的优点是操作简单、价格便宜，但耗时较长。

【仪器与试剂】

仪器：毛细管，电热吹风机，滤纸，铅笔，直尺，培养皿等。

试剂：甘氨酸，亮氨酸标准样品（浓度 1%），待测氨基酸混合样品（浓度 1%），展开剂（正丁醇、冰醋酸、水按体积比 4∶1∶5 混合摇匀），显色剂（0.25%水合茚三酮溶液）等。

【实验步骤】

1. 点样

取一张圆形滤纸，以滤纸中心为圆心画一个直径约 1.5 cm 的圆，三等分圆周，在三个三等分点上分别用铅笔记下"甘""亮""混"字样作为点样原点。圆心处开一个 6 mm 的十字形切口。用三支毛细管吸取三种样品溶液，迅速点在相应的标记点上，点样直径 2~3 mm，立即用冷风吹干。

2. 饱和

大培养皿中放置少量展开剂的下层溶液，小培养皿中放上层溶液并将小培养皿置于大培养皿中（可开始就在小培养皿展开剂中加入显色剂 0.25% 水合茚三酮溶液）。点好样的滤纸轻轻平放在小培养皿上，注意不能接触到小培养皿中的溶液。将大培养皿盖好，使滤纸在充满水蒸气的大培养皿中饱和 15 min，吸附足量水分。另将一张边长 2.5 cm 的洁净普通滤纸的一边剪成锯齿状，再卷成纸芯。

3. 展开

将饱和水分的滤纸从器皿中拿出，把纸芯插入圆心滤纸小孔中，把纸芯剪齿的一端浸入展开剂中，立即盖好器皿。可以见到展开剂沿纸芯上升到滤纸上，然后再向滤纸四周展开。移动结果成一近似圆形，如图 3-2 所示。展开时间约为 50 min，取出滤纸，拔掉纸芯，用铅笔仔细勾出展开剂前沿。

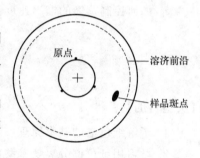

图 3-2 纸色谱图

4. 显色

以吹风机热风（加快反应）将滤纸吹干显色。

5. 计算 R_f 值

用铅笔轻轻画出斑点轮廓，确定斑点中心，量出原点到斑点中心的距离和原点到溶剂前沿的距离，计算各种氨基酸色谱的 R_f 值，填写表 3-3。分析混合样品中未知氨基酸的组分。

【实验数据及处理】

表 3-3 纸色谱法实验数据

氨基酸种类		实验数据		R_f 值 $\left(\dfrac{a}{b}\right)$
		a/cm	b/cm	
甘氨酸				
亮氨酸				
混合氨基酸	1			
	2			

注：a 为原点中心到斑点中心的距离；b 为原点中心到溶剂前沿的距离。

混合氨基酸组分：_____。

【注意事项】

1. 滤纸是由纤维素组成的，纤维素上有多个羟基（—OH），能吸附水（一般纤维能吸附 20%～25% 水分）。

2. 点样量太多往往容易出现拖尾现象，不易分开；太少则斑点不清楚或漏检。

【思考题】

1. 手拿滤纸时，应注意什么？为什么？
2. 做原点标记能否用钢笔或圆珠笔？为什么？
3. 点样品时所用毛细管为什么要专管专用？

实验 1-9 从槐花米中提取芦丁

【实验目的】

1. 学习黄酮苷类化合物的提取方法。
2. 掌握趁热过滤及重结晶等基本操作。

【实验原理】

芦丁（rutin）又称芸香苷（rutioside），有调节毛细血管壁渗透性的作用，临床上用作毛细血管止血药，作为高血压症的辅助治疗药物。

芦丁存在于槐花米和荞麦叶中，槐花米是槐系豆科槐属植物的花蕾，含芦丁量高达 12%～16%，而荞麦叶中含 8%。芦丁是黄酮类植物的一种成分，黄酮类植物成分是存在于植物中并具有黄酮骨架作为基本结构的一类化合物；它们的分子中都有一个酮式羰基，又显黄色。

黄酮类中草药成分几乎都带有一个以上羟基，还可能有甲氧基、烃基、烃氧基等其他取代基，3、5、7、3'、4' 几个位置上有羟基或甲氧基的概率最高，6、8、2'、5' 等位置上有取代基的成分比较少见。由于黄酮类化合物结构中的羟基较多，大多数情况下是一元苷，也有二元苷。芦丁是黄酮苷，其结构如下：

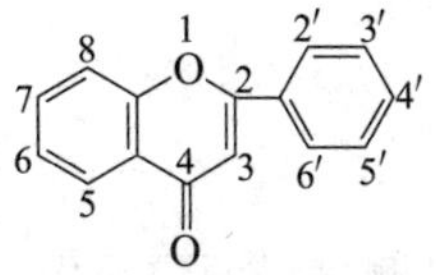

黄酮骨架 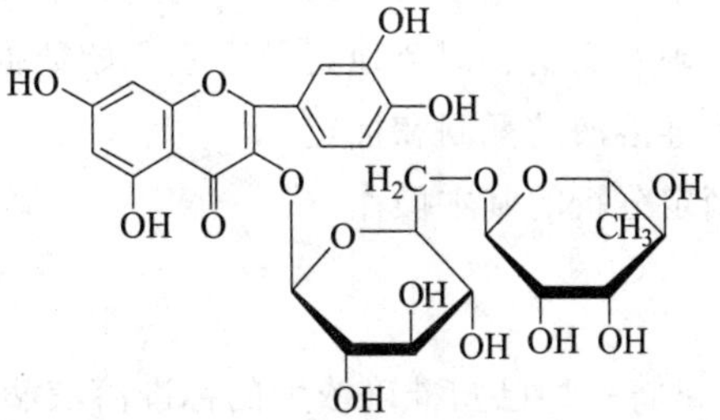   芦丁(rutin)

【仪器与试剂】

仪器：研钵，烧杯，玻璃棒，布氏漏斗，抽滤瓶，水泵，pH 试纸等。

试剂：槐花米，饱和石灰水溶液，盐酸（15％）等。

【实验步骤】

1. 芦丁粗产物的提取

称取 3 g 槐花米于研钵中研成粉状，置于 50 mL 烧杯中，加入 30 mL 饱和石灰水溶液，加热至沸，并不断搅拌，煮沸一刻钟后，抽滤，滤渣再用 20 mL 饱和石灰水溶液煮沸 10 min，合并滤液用 15％盐酸中和，调节 pH＝3～4，放置 1～2 h，使沉淀，抽滤，水洗，得芦丁粗产物。

2. 芦丁的纯化

将制得的芦丁粗品置于 50 mL 烧杯中，加入 30 mL 水，加热至沸，并不断搅拌，并慢慢加入 10 mL 饱和石灰水溶液，调节 pH＝8～9，等沉淀溶解后，趁热过滤，滤液置于 50 mL 烧杯中，用 15％盐酸调 pH＝4～5，静置 30 min，芦丁以浅黄色结晶析出，抽滤，水洗，烘干得芦丁纯品。

【注意事项】

1. 加入饱和石灰水溶液既可以达到碱溶解提取芦丁的目的，又可以除去槐花米中大量多糖黏液质。也可直接加入 150 mL 水和 1 g $Ca(OH)_2$ 粉末，不必配成饱和溶液，第二次溶解时只需加 100 mL 水。

2. pH 过低会使芦丁形成铎盐从而增加了水溶性，降低收率。

【思考题】

1. 芦丁中可能含有的杂质有哪些？应该如何去除？
2. 如何检验芦丁的存在？

实验 1-10　滴定分析基本操作

【实验目的】

1. 学习托盘天平和电子天平的基本构造和使用方法。
2. 掌握准确、简明、规范地记录实验原始数据的方法。
3. 练习标准溶液的配制和标定。
4. 练习滴定分析的基本操作。

【实验原理】

滴定分析是将一种已知准确浓度的标准溶液滴加到被测试样的溶液中，直到化学反应完全为止，然后根据所消耗标准溶液的浓度和体积求得被测试样中组分含量的一种方法。在进行滴定分析时，一方面要会配制滴定剂溶液并能准确测定其浓度；另一方面要准确测量滴定过程中所消耗滴定剂的体积。

滴定分析包括酸碱滴定法、氧化还原滴定法、沉淀滴定法和络合滴定法。本实验主要是以酸碱滴定法中酸碱滴定剂标准溶液的配制和测量滴定剂体积消耗为例，练习滴定分析的基本操作。

酸碱滴定法中常用盐酸和氢氧化钠溶液作为滴定剂，由于浓盐酸易挥发，氢氧化钠易吸收空气中的水分和二氧化碳，故此滴定剂无法直接配制准确，只能先配制近似浓度的溶液，然后用基准物质标定其浓度。

强酸 HCl 与强碱 NaOH 溶液的滴定反应，突跃范围 pH 为 4~10，在这一范围中可采用甲基橙、甲基红、酚酞、百里酚蓝和甲酚红钠盐水溶液等指示剂来指示终点。为了严格训练学生的滴定分析基本操作，选用甲基橙、酚酞二种指示剂，通过盐酸与氢氧化钠溶液体积比的测定，学会配制酸碱滴定剂与检测滴定终点的方法。

【仪器与试剂】

仪器：电子天平，称量瓶，玻璃棒，称量纸，酸式滴定管，碱式滴定管，移液管，烧杯，试剂瓶等。

试剂：NaOH 固体，浓盐酸，酚酞，甲基橙，无水碳酸钠（A.R.）等。

【实验步骤】

1. 直接称量法

将电子分析天平调至水平，烧杯外壁擦干，按"去皮"键，将烧杯置于托盘上，称量烧杯，记录其准确质量。

2. 差减称量法

按"去皮"键，将装有药品的称量瓶置于天平上，记录准确质量 m_2 后取出，用称量瓶盖磕出少量药品于干燥烧杯中，再次将称量瓶置于天平，记录准确质量 m_1，计算 $m_2 - m_1$ 即为取出药品的准确质量。需称量 3 份质量在 0.4~0.5 g 之间的药品。

3. 固定称量法

首先将小烧杯放在电子分析天平的托盘中心，按"去皮"键。然后，用药匙从试剂瓶中取适量无水碳酸钠，使药品缓缓落入烧杯中，直至天平显示 0.5000 g。如果所称量的量小于该值，则需继续加样，若超过该数值，则需重新称量。每次称量完毕需记录数据。

4. 配制 0.1 mol·L^{-1} 盐酸溶液

用洁净量杯（或量筒）取浓盐酸约 9 mL，倒入试剂瓶中，加水稀至 1000 mL，盖好玻璃塞，摇匀。注意浓盐酸易挥发，应在通风橱中操作。

5. 配制 0.1 mol·L^{-1} NaOH 溶液

称取固体 NaOH 2 g，置于 250 mL 烧杯中，马上加入蒸馏水使之溶解，稍冷却后转入试剂瓶中，加水稀释至 500 mL，用橡皮塞塞好瓶口，充分摇匀。

6. 酸碱溶液的互相滴定

（1）用 0.1 mol·L^{-1} NaOH 溶液润洗碱式滴定管 2~3 次，每次用 5~10 mL 溶液润洗。然后将滴定剂倒入碱式滴定管中，滴定管液面调节至刻度。

（2）用 0.1 mol·L^{-1} 盐酸溶液润洗酸式滴定管 2~3 次，每次用 5~10 mL 溶液润洗。然后将盐酸溶液倒入酸式滴定管中，滴定管液面调节至刻度。

（3）酸碱滴定管的操作：由碱式滴定管中放出 NaOH 溶液 20 mL 于 250 mL 锥形瓶中，放出时以每分钟约 10 mL 的速度，即每秒钟滴入 3~4 滴溶液，再加 1~2 滴甲基橙指示剂，用 0.1 mol·L^{-1} 盐酸溶液滴定至溶液由黄色转变为橙色。由碱式滴定管中再滴入少量 NaOH 溶液，此时锥形瓶中溶液由橙色又转变为黄色，再由酸式滴定管中滴入 HCl 溶液，直至被滴定溶液由黄色又转变为橙色，即为终点，如此反复练习 3~5 次。

（4）由碱式滴定管准确放出 NaOH 溶液 20 mL 于 250 mL 锥形瓶中，加入 1~2 滴甲基橙指示剂，用 0.1 mol·L^{-1} HCl 溶液滴定溶液由黄色恰变为橙色。平行测定三份，记录数据于表 3-4 中，所测 V_{HCl}/V_{NaOH} 的相对偏差在±0.3％范围内，才算合格。

（5）用移液管吸取 20 mL 0.1 mol·L^{-1} HCl 溶液于 250 mL 锥形瓶中，加 2~3 滴酚酞指示剂，用 0.1 mol·L^{-1} NaOH 溶液滴定溶液呈微红色，此红色保持 30 s 不褪色即为终点。如此平行测定三份，记录数据于表 3-5 中，要求三次之间所消耗 NaOH 溶液的体积的最大差值不超过±5 mL。

【实验数据及处理】

1. 称量数据记录

记录电子天平称量烧杯的质量，固定质量称量法称取 Na_2CO_3 的质量，减量法称量过程中称量瓶的质量变化及称量结果。

2. 0.1 mol·L^{-1} HCl 溶液滴定 NaOH 溶液 ［实验步骤为(4)，指示剂为甲基橙］

表 3-4　0.1 mol·L^{-1} HCl 溶液滴定 NaOH 溶液的实验数据

滴定编号记录项目	Ⅰ	Ⅱ	Ⅲ	Ⅳ	Ⅴ	…
NaOH 溶液/ mL						
HCl 溶液/ mL						
V_{HCl}/V_{NaOH}						
V_{HCl}/V_{NaOH} 平均值						
单次结果相对偏差						
相对平均偏差						

3. 0.1 mol·L^{-1} NaOH 溶液滴定 HCl 溶液 ［实验步骤为(5)，指示剂为酚酞］

表 3-5　0.1 mol·L^{-1} NaOH 溶液滴定 HCl 溶液的实验数据

滴定编号记录项目	Ⅰ	Ⅱ	Ⅲ	Ⅳ	Ⅴ	…
HCl 溶液/ mL						
NaOH 溶液/ mL						
n 次间 V_{NaOH} 最大差值/ mL						

【思考题】

1. 配制 NaOH 溶液时，应选用何种天平称取试剂？为什么？
2. HCl 和 NaOH 溶液能否直接准确配制呢？为什么？
3. 在滴定分析实验中，滴定管、移液管为何需要用滴定剂和要移取的溶液润洗几次？滴定中使用的锥形瓶是否也要用滴定剂润洗呢？为什么？
4. HCl 溶液与 NaOH 溶液定量反应完全后，生成 NaCl 和水，为什么用 HCl 溶液滴定 NaOH 溶液时采用甲基橙作为指示剂，而用 NaOH 溶液滴定 HCl 溶液时却使用酚酞作为指示剂？为什么？
5. 滴定管、移液管、容量瓶是滴定分析中量取溶液的三种准确量器，记录时应有几位有效数字？
6. 滴定管读数的起点为何每次要调到刻度处，其道理何在？
7. 配制 HCl 溶液和 NaOH 溶液时，需加蒸馏水，是否要准确量度其体积？为什么？

实验 1-11　HCl 标准溶液的标定与药用氢氧化钠的含量测定

【实验目的】

1. 掌握用无水碳酸钠作基准物质标定盐酸的原理和方法。
2. 掌握双指示剂法测定混合碱各组分含量的原理和方法。
3. 能够用甲基橙指示剂准确地判断滴定终点。
4. 掌握酸碱滴定法测定药用 NaOH 含量的实验操作。

【实验原理】

无水碳酸钠（$M=106$ g/mol）和硼砂等常用作标定酸的基准物质。用碳酸钠作基准物时，先将其置于 180 ℃下干燥 2~3 h，然后置于干燥器内冷却备用。

$$Na_2CO_3 + 2HCl = 2NaCl + H_2O + CO_2\uparrow$$

当反应达化学计量点时，溶液的 pH 为 3.89，可用甲基橙或甲基红作指示剂。

混合碱系指 NaOH 和 Na_2CO_3 或 Na_2CO_3 和 $NaHCO_3$ 等类似的混合物，可采用双指示剂法进行分析，并测定各组分的含量。

若混合碱是由 NaOH 和 Na_2CO_3 组成，则先以酚酞作指示剂，用 HCl 标准溶液滴至溶液略带粉色，这时混合碱中 NaOH 全部被滴定，而 Na_2CO_3 只被滴到 $NaHCO_3$，此时为第一终点，记下用去 HCl 溶液的体积 V_1。发生的反应如下：

酚酞变色时：　　　　　$OH^- + H^+ = H_2O$

$$CO_3^{2-} + H^+ = HCO_3^-$$

然后加入甲基橙指示剂，用 HCl 标准溶液继续滴至溶液由黄色变为橙色，此时溶液中 $NaHCO_3$ 被滴至 H_2CO_3，记下用去的 HCl 溶液的体积为 V_2，此时为第二终点。显然 V_2 是滴定 $NaHCO_3$ 所消耗的 HCl 溶液体积，而 Na_2CO_3 被滴到 $NaHCO_3$ 和 $NaHCO_3$ 被滴定到 H_2CO_3 所消耗的 HCl 体积是相等的。

甲基橙变色时：　　　$HCO_3^- + H^+ \rightleftharpoons H_2CO_3 (CO_2 + H_2O)$

由反应式可知：$V_1 > V_2$，且 Na_2CO_3 消耗标准溶液的体积为 $2V_2$，NaOH 消耗标准溶液的体积为 $(V_1 - V_2)$，据此可求得混合碱中 NaOH 和 Na_2CO_3 的含量。

【仪器与试剂】

仪器：分析天平，酸式滴定管（50 mL），移液管（5 mL），容量瓶（100 mL），锥形瓶（100 mL），烧杯（50 mL），滴管，洗耳球，玻璃棒，洗瓶等。

试剂：无水碳酸钠（A.R.），甲基橙指示剂，HCl 溶液（$0.1\ mol \cdot L^{-1}$），酚酞指示剂，混合碱试样等。

【实验步骤】

1. 无水 Na_2CO_3 标准溶液的配制

准确称取无水 Na_2CO_3 约 0.53 g，精密称定并记录质量，加少量去离子水溶解于 100 mL 小烧杯中，然后转移至 100 mL 容量瓶中，用少量水涮洗烧杯三次，涮洗液一并倒入容量瓶中，最后用蒸馏水稀释至标线，盖好瓶塞，摇匀。

2. HCl 溶液的标定

准确移取 25.00 mL Na_2CO_3 标准溶液于锥形瓶中，加 1～2 滴甲基橙为指示剂，用 HCl 标准溶液滴定至呈橙色，30 s 不褪色即为终点，记录滴定消耗 HCl 的体积 V_0。平行标定 3 次，记录数据，计算 HCl 标准溶液的浓度和相对平均偏差，填入表 3-6。

3. 药用碱的含量

用移液管吸取混合碱试液 10.00 mL 至 100 mL 容量瓶，加水稀释至刻度。准确移取 25.00 mL 于 250 mL 锥形瓶中，加 1～2 滴酚酞指示剂，充分摇匀后用 HCl 标准溶液滴定至红色刚刚消失，记录消耗 HCl 标准溶液的体积 V_1，再加入甲基橙，继续用 HCl 标准溶液滴定至橙色，记录 V_2。平行测定 3 次，计算 NaOH 和 Na_2CO_3 的含量（g/100 mL）和相对平均偏差。根据消耗 HCl 标准溶液的体积 V_1 与 V_2 的关系，确定混合碱的组成，并计算出各组分（原液）的含量，填入表 3-6。

【实验数据及处理】

表 3-6　HCl 标准溶液的标定与混合碱含量测定数据

次数	I	II	III
m(无水 Na_2CO_3)/g			
HCl 用量 V_0/ mL			
c(HCl)/ $mol \cdot L^{-1}$			
c(HCl)平均值/ $mol \cdot L^{-1}$			
相对平均偏差			
HCl 用量 V_1/ mL			

续表

次数	I	II	III
HCl 用量 V_2/ mL			
ρ(NaOH)/(g/100 mL)			
ρ(Na$_2$CO$_3$)/(g/100 mL)			
相对平均偏差			

【注意事项】

1. 热蒸馏水溶解的无水碳酸钠，要冷却至室温后，才能转移到容量瓶中。

2. 滴定时每次要从零刻度开始，以消除滴定管刻度不匀所产生的系统误差。

3. 若混合碱是由 NaOH 和 Na$_2$CO$_3$ 组成时，酚酞指示剂可适量多加几滴，否则常因滴定不完全而使 NaOH 的测定结果偏低，Na$_2$CO$_3$ 的结果偏高。

4. 用酚酞作指示剂时，摇动要均匀，滴定要慢些，否则溶液中 HCl 局部过量，会与溶液中的 NaHCO$_3$ 发生反应，产生 CO$_2$，带来滴定误差。但滴定也不能太慢，以免溶液吸收空气中的 CO$_2$。注意观察滴定终点颜色变化。

5. 用甲基橙作指示剂时，因 CO$_2$ 易形成过饱和溶液，酸度增大，使终点过早出现，所以在滴定接近终点时，应剧烈地摇动溶液或加热，以除去过量的 CO$_2$，待冷却后再滴定。

【思考题】

1. 混合碱滴定时，第一个化学计量点溶液的 pH 如何计算？用酚酞作指示剂变色不锐敏，为避免这个问题，还可选用什么指示剂？

2. NaHCO$_3$ 溶液的 pH 与其浓度有无关系？

实验 1-12 磷酸的电位滴定

【实验目的】

1. 掌握电位滴定的方法及确定化学计量点的方法。

2. 掌握用玻璃电极测量溶液 pH 的基本原理和测量技术，以及电位滴定曲线的绘制方法。

3. 了解磷酸解离常数 pK_{a_1} 和 pK_{a_2} 的测定方法。

【实验原理】

电位滴定法对混浊、有色溶液的滴定有其独到的优越性，还可用来测定某些物质的解离常数。用强碱滴定多元酸，例如：用等浓度的 NaOH 滴定 0.10 mol·L^{-1} 的 H$_3$PO$_4$ 溶液，各级解离常数为：

$$H_3PO_4 \rightleftharpoons H^+ + H_2PO_4^- \quad K_{a_1}=7.5\times10^{-3}$$

$$H_2PO_4^- \rightleftharpoons H^+ + HPO_4^{2-} \quad K_{a_2}=6.3\times10^{-8}$$

$$HPO_4^{2-} \rightleftharpoons H^+ + PO_4^{3-} \qquad K_{a_3} = 4.4 \times 10^{-13}$$

当用 NaOH 标准液滴定至剩余 H_3PO_4 的浓度与生成 $H_2PO_4^-$ 的浓度相等，即半中和点时，溶液中氢离子浓度就是解离常数 K_{a_1}。

$$H_3PO_4 + H_2O \rightleftharpoons H_3O^+ + H_2PO_4^- \qquad K_{a_1} = \frac{[H_3O^+][H_2PO_4^-]}{[H_3PO_4]} \tag{3-5}$$

当 H_3PO_4 的一级电离释放出的 H^+ 被滴定一半时，$[H_3PO_4] = [H_2PO_4^-]$，则 $K_{a_1} = [H_3O^+]$，$pK_{a_1} = pH$。同理：

$$H_2PO_4^- \rightleftharpoons HPO_4^{2-} + H_3O^+ \qquad K_{a_2} = \frac{[H_3O^+][HPO_4^{2-}]}{[H_2PO_4^-]} \tag{3-6}$$

当 H_3PO_4 的二级电离出的 H^+ 被中和一半时，$[H_2PO_4^-] = [HPO_4^{2-}]$，则 $K_{a_2} = [H_3O^+]$，$pK_{a_2} = pH$。

绘制 pH-V 滴定曲线，确定化学计量点，化学计量点一半的体积（半中和点的体积）对应的 pH，即为 H_3PO_4 的 pK_a。

【仪器与试剂】

仪器：pHS-3C 型精密 pH 计，电磁搅拌器，滴定管（25 mL），移液管，烧杯（100 mL）等。

试剂：磷酸液（0.1 mol·L^{-1}），NaOH 标准溶液（0.1 mol·L^{-1}），标准缓冲溶液（pH = 4.00、6.86、9.18）等。

【实验步骤】

连接好滴定装置如图 3-3 所示。

1. 校准 pH 计

用标准缓冲溶液校准 pH 计。详细用法请参考第二章第三节 pHS-3C 型酸度计/毫伏计的使用。

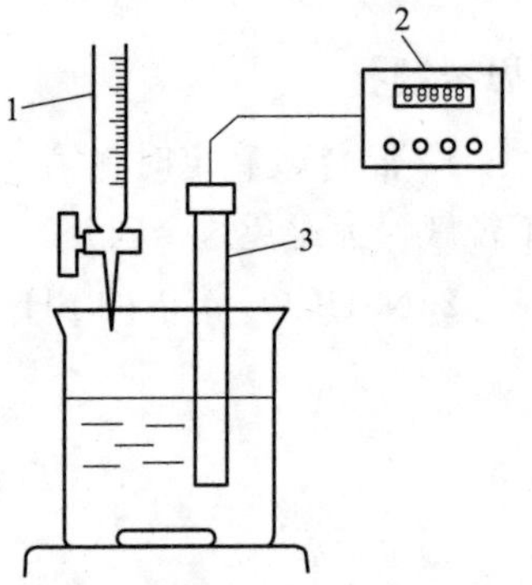

图 3-3 滴定装置连接示意
1—滴定管；2—pH 计；3—复合 pH

2. 测量滴定过程 pH 的变化

精密量取 0.1 mol·L^{-1} 磷酸样品溶液 10 mL，置于 250 mL 烧杯中，加蒸馏水 25 mL，插入复合玻璃电极。用 0.1 mol·L^{-1} NaOH 标准溶液滴定，当 NaOH 标准溶液体积未达到 10.00 mL 之前，每加 2.00 mL NaOH 标准溶液记录一次 pH，pH = 3 后改为每 0.2 mL 记录一次，记录数据填入表 3-7。在接近化学计量点（加入 NaOH 溶液引起溶液的 pH 逐渐变大，亦可通过甲基橙判断终点）时每 0.1 mL 记录一次。然后用 NaOH 标准溶液继续滴加，过了第一化学计量点，可每 0.2 mL 记录一次。当溶液出现微红色或 pH = 7.5 后，用 pH = 9.18 的标准缓冲溶液再校准一次 pH 计。减小 NaOH 溶液每次加入的体积为 0.1 mL 至第二化学计量点出现，pH = 11.5 时停止实验。

【实验数据及处理】

表 3-7　磷酸的电位滴定数据

编号	1	2	3	4	5	6	7	8	9	10
V_{NaOH}/ mL										
pH										

按 pH-V 法作图如图 3-4 所示，用三切线法计算磷酸的 K_{a_1}、K_{a_2}、K_{a_3}，确定化学计量点，如图 3-5 所示。根据图中标示计算磷酸的 K_{a_1}、K_{a_2}、K_{a_3}，以及磷酸的准确浓度和相对平均偏差。

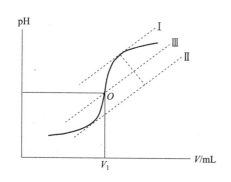

图 3-4　三切线的画法

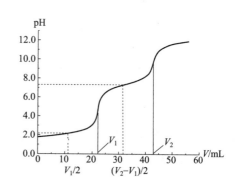

图 3-5　H_3PO_4 的电位滴定曲线

【注意事项】

1. 搅拌器开启，被测溶液维持不断搅拌，安装仪器。滴定过程中搅拌溶液时，要防止碰破玻璃电极。

2. pH 计校正完毕插入被测溶液前，需用吸水纸吸干 pH 计上的液体。

3. 滴定剂加入后，要充分搅拌溶液，停止时再测定 pH，以得到稳定的读数。

4. 化学记录点前后每次加入 NaOH 的体积相等为好，这样处理数据比较方便。

5. 实验全程滴加 NaOH 量可随时进行调节，在化学计量点前后应减少 NaOH 量，剩余部分可增加 NaOH 量，最多一次加入不超过 3 mL。

6. 滴定过程中尽量少用蒸馏水冲洗，防止溶液过度稀释导致突跃不明显。

【思考题】

1. 用 NaOH 标准溶液滴定 H_3PO_4 溶液，第一化学计量点和第二化学计量点所消耗的 NaOH 标准溶液体积理应相等，为什么实际上并不相等？

2. 磷酸的第三级解离常数 K_{a_3} 可以从滴定曲线上求得吗？

实验 1-13　高锰酸钾的吸收曲线

【实验目的】

1. 掌握吸收曲线的绘制方法。

2. 熟悉分光光度计的使用方法。

3. 了解同一物质不同浓度溶液的吸收曲线的特征及其最大吸收波长（λ_{max}）在分析化学上的意义。

【实验原理】

物质对光的吸收是有选择性的。当一束光通过某物质溶液时，除一部分被物质反射外，一部分光被物质吸收，另一部分光则透过溶液。根据 Lambert-Beer 定律，物质吸光度（A）的大小与其溶液浓度（c）成正比。

$$A = \varepsilon bc \tag{3-7}$$

式中，ε 为摩尔吸光系数。

为了描述物质对不同波长的光的选择性吸收作用，通常固定溶液浓度和液层的厚度，测量物质对不同波长光的吸光度，以波长为横坐标，吸光度 A 为纵坐标作图，所得曲线即为吸收曲线（或称吸收光谱）。吸收曲线中吸光度最大值处对应的波长称为最大吸收波长，以 λ_{max} 表示。对于同一物质，浓度不同，其吸收曲线的形状和 λ_{max} 的位置不变，只是在同一波长下吸光度随着浓度的增大而增大，据此可以进行物质的定量分析，在 λ_{max} 处测量吸光度的灵敏度最高，吸收曲线是吸光光度法选择测量波长的依据。

【仪器与试剂】

仪器：烧杯（100 mL），小试管，刻度吸管（5 mL），容量瓶（100 mL），722S 型分光光度计，表面皿（4.5 cm），分析天平，洗瓶，洗耳球，量筒（10 mL），玻璃棒等。

试剂：$KMnO_4$（固体，A.R.），H_2SO_4 溶液（3 mol·L^{-1}）。

【实验步骤】

1. 不同浓度 $KMnO_4$ 溶液的配制

用分析天平准确称量 $KMnO_4$ 0.006～0.007 g 于表面皿上。用少量蒸馏水淋洗至 100 mL 烧杯中，加入 3 mol·L^{-1} H_2SO_4 溶液 1 mL，待 $KMnO_4$ 完全溶解后，将溶液转入 100 mL 容量瓶中，加水稀释至标线，摇匀。

用 5 mL 刻度吸管分别吸取 5 mL 和 2.5 mL 上述 $KMnO_4$ 溶液置于两支试管中，各管分别加入蒸馏水稀释至 10 mL。

2. $KMnO_4$ 溶液的最大吸收波长（λ_{max}）的测定

用 722S 型分光光度计测量上述步骤 1 中配制的三种不同浓度 $KMnO_4$ 溶液的吸光度，测量的波长范围从 460 nm 至 600 nm，每间隔 10 nm 测定一次；从 520 nm 至 560 nm，每间隔 5 nm 再测定一次。实验数据填入表 3-8。

以吸光度为纵坐标，波长为横坐标作吸收曲线图，标出 λ_{max} 值，观察不同浓度溶液的吸收曲线图形，并解释三种不同浓度 $KMnO_4$ 溶液在 λ_{max} 时的吸光度之间的关系。

【实验数据及处理】

表 3-8　高锰酸钾的吸收光谱数据

波长 λ/ nm		460	470	480	490	500	510	520	525	530	535
吸光度	A_1										
	A_2										
波长 λ/ nm		540	545	550	555	560	570	580	590	600	…
吸光度	A_1										
	A_2										

【思考题】

1. 为何不同浓度 $KMnO_4$ 溶液的吸收曲线图形却相似？λ_{max} 在定量分析中有何重要意义？

2. 测定时，为何用水作参比液？

实验 1-14　邻二氮菲分光光度法测定铁含量

【实验目的】

1. 理解分光光度法的原理。
2. 掌握邻二氮菲分光光度法测 Fe 含量的原理。
3. 熟练使用 722S 型分光光度计。
4. 掌握用标准曲线法进行定量的方法。

【实验原理】

邻二氮菲是目前应用于测定微量铁的较好试剂，在 pH＝2～9 的溶液中，与试剂 Fe^{2+} 生成稳定的红色配合物，$lgK_{稳}$＝21.3，摩尔吸光系数 ε 为 $1.1×10^4$，最大吸收波长 λ_{max} 为 508 nm。在上述 pH 范围内，配合物十分稳定，可以很好地服从 Lamber-Beer 定律。

本法的选择性也很高，铁必须是亚铁状态，因此在显色前要加入还原剂盐酸羟胺。

$$2Fe^{3+}+2NH_2OH \cdot HCl \longrightarrow 2Fe^{2+}+N_2+4H_2O$$

【仪器与试剂】

仪器：722S 型分光光度计，容量瓶（50 mL，若干）等。

试剂：邻二氮菲溶液（0.15%，新鲜配制），盐酸羟胺（2%，新鲜配制），盐酸溶液（0.1 mol·L^{-1}），FeSO$_4$（A.R.），醋酸钠（A.R.），冰醋酸（A.R.），待测铁试样等。

【实验步骤】

1. 配制标准溶液

在6只50 mL容量瓶中，用移液管分别加入0.00 mL（试剂溶液）、0.40 mL（1号）、0.80 mL（2号）、1.20 mL（3号）、1.60 mL（4号）、2.00 mL（5号）标准铁溶液（含Fe 2000 μmol·L^{-1}），分别加入1.5 mol·L^{-1}盐酸羟胺溶液1 mL，8 mmol·L^{-1}邻二氮菲溶液2 mL和1 mol·L^{-1} NaAc 5 mL，加水稀释至刻度，摇匀。

2. 确定最大吸收波长

用1 cm比色皿，以5号溶液为样品、试剂溶液为参比在480～540 nm处，每5 nm测一次吸光度，其中500～510 nm每2 nm测一次，测定各波长的吸光度（数据记录于表3-9），以吸光度A为纵坐标，波长λ为横坐标，作吸收曲线A-λ。从吸收曲线上确定最大吸收波长。

3. 标准曲线的绘制

在最大吸收波长处用1 cm比色皿，以试剂溶液为参比，测定各瓶的吸光度，填写数据于表3-10。以吸光度A为纵坐标，Fe^{2+}的浓度为横坐标，作标准曲线。

4. 测待测铁液

用移液管移取待测铁液10 mL，注入50 mL容量瓶中，加入1.5 mol·L^{-1}盐酸羟胺溶液1 mL，8 mmol·L^{-1}邻二氮菲溶液2 mL和1 mol·L^{-1} NaAc 5 mL，加水稀释至刻度，摇匀。在最大吸收波长处用1 cm比色皿，以试剂溶液为参比，测定未知溶液的吸光度。根据测得的吸光度A，在标准曲线上查出未知液的浓度，计算出原来试样中Fe^{2+}的浓度。

【实验数据及处理】

以λ为横坐标，A为纵坐标，得到A-λ吸收曲线，从曲线中找到最大吸收波长。（下表可自行扩展）

表3-9 标准溶液的不同波长下的吸光度数据

λ/nm							
A							

以c为横坐标，A为纵坐标，得到A-c标准曲线，从曲线中找到待测铁对应的浓度，从而求出待测铁原液的浓度。

表 3-10　标准曲线绘制的数据记录

样品	1	2	3	4	5
A					

【注意事项】

1. 溶液滴加的顺序不能改变。
2. 试剂溶液的构成为不含 Fe 的所有溶液。
3. 标准曲线法作图时，横坐标为 Fe^{2+} 的实际浓度。
4. 做出标准曲线后，找出待测 Fe 的吸光度对应的横坐标即为稀释后待测 Fe 的浓度，可用 Excel 中的回归曲线功能得到方程，求解方程即可。

【思考题】

1. 用标准曲线法时，空白溶液如何选择？测定波长如何选择？
2. 本次实验所得各溶液的浓度与吸光度间的线性关系如何？分析原因。

实验 1-15　电导滴定法测定溶液的浓度

【实验目的】

1. 掌握电导滴定法测定溶液浓度的原理和方法。
2. 测定 $NaOH$、Na_2SO_4 溶液的浓度。
3. 熟悉电导率仪的使用。

【实验原理】

容量分析中，标准试剂与被检测体系发生化学反应，常导致体系的电导率发生变化，因此可以利用电导率这一物理量在滴定过程中发生变化转折来指示滴定终点，这一方法称为电导滴定。它可以用于酸碱中和反应、沉淀反应、配位反应及氧化还原反应等，尤其是有 H^+ 和 OH^- 参与的反应。当溶液浓度较稀，溶液比较混浊或溶液有颜色而不易使用指示剂时，使用此法效果较好。

被滴定溶液因滴定剂的加入，其离子浓度发生变化（因为离子间的结合或替代），从而导致溶液的电导率发生变化。在滴定过程中测量电导或电导率随滴定剂体积的变化值，以电导或电导率对滴定剂的体积作图，再将两条直线外推，所得交点即为滴定终点。图 3-6 是常见的两种电导滴定的 κ-V 曲线。

图 3-6(a) 为强电解质 HCl 滴定 NaOH 溶液的 κ-V 曲线，其化学反应式为：

$$H^+ + OH^- \longrightarrow H_2O$$

滴定过程中，溶液中的 OH^- 被 Cl^- 替代。由于 OH^- 的电导率远大于 Cl^- 的电导率，所以随着滴定的进行，在终点前，溶液的电导率越来越小；终点后，溶液的电导率由于过量 H^+ 和 Cl^- 的浓度逐渐增加而越来越大。在滴定终点前后，溶液电导的改变有一个突出的转折点，相对于这个转折点的 HCl 的体积 V_{HCl}，就是完全中和 NaOH 溶液

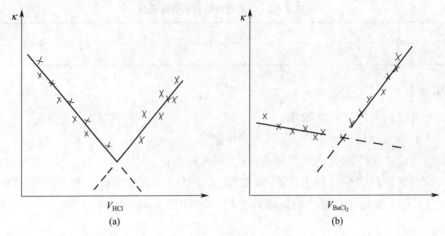

图 3-6 电导滴定曲线

时所需 HCl 的量。通过相应的计算，可以确定被滴定 NaOH 溶液的浓度。

用 $BaCl_2$ 标准溶液滴定 Na_2SO_4 时，溶液电导率和加入 $BaCl_2$ 溶液体积的关系如图 3-6(b) 所示。

一定温度时，在稀溶液中，离子的电导率与其浓度成正比。如果滴定剂加入后，使原溶液体积改变较大，那么所加入溶液的体积与溶液的电导率不呈线性关系，这是由于存在稀释效应的缘故。若使滴定剂的浓度高于被测样品浓度的 10～20 倍，则可基本消除稀释效应的影响。如果稀释效应显著，溶液的电导率应按稀释程度加以校正，校正后再作 κ-V 曲线。其校正公式如下：

$$\kappa = \kappa_{测}(V+V_1)/V \tag{3-8}$$

式中，κ 为校正后溶液的电导率，$S·m^{-1}$；$\kappa_{测}$ 为实测的溶液的电导率，$S·m^{-1}$；V 为被滴定溶液的体积，mL；V_1 为加入滴定溶液的体积，mL。

【仪器与试剂】

仪器：DDS-307A 电导率仪（1 台），恒温磁力搅拌器（1 台），25 mL 酸式滴定管（2 支），500 mL 烧杯（2 个），25 mL 移液管（2 支）等。

试剂：HCl 标准溶液（$0.1000\ mol·L^{-1}$），$BaCl_2$ 标准溶液（$0.0500\ mol·L^{-1}$），NaOH 溶液（$0.1\ mol·L^{-1}$），Na_2SO_4 溶液（$0.05\ mol·L^{-1}$）等。

【实验步骤】

用移液管准确吸取 25.00 mL 待测溶液（NaOH 或 Na_2SO_4 溶液）置于 500 mL 烧杯中，加蒸馏水稀释至 250 mL 左右，烧杯中放入搅拌器转子后置于磁力搅拌器上，插入洗净的电导电极并按图 3-7 安装仪器。

在恒温搅拌状态下，用滴定管将配制好的标准溶液滴入待测溶液中（用 HCl 标准溶液滴定 NaOH，用 $BaCl_2$ 标准溶液滴定 Na_2SO_4）。开始每次滴加各标准溶液 2 mL，每次滴加后搅拌均匀再测其电导率。终点前后每次滴加 0.5～1.0 mL，直至溶液电导率有显著改变后，再按原量每次 2 mL 滴加几次即可。记录每次滴定所用标准溶液的体积

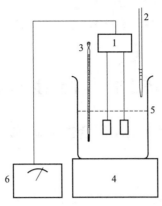

图 3-7 电导滴定装置图

1—电导电极；2—滴定管；3—温度计；4—恒温磁力搅拌器；5—烧杯；6—电导率仪

及与之对应的溶液的电导率 κ。

【实验数据及处理】

1. 数据记录

将实验中测得的 $\kappa\text{-}V_{标准}$ 数据记录于下表 3-11 中。

表 3-11 电导滴定中的 $\kappa\text{-}V_{标准}$ 数据

恒温温度_____℃　　室温_____℃　　大气压_____Pa

(a) 0.1000 mol·L⁻¹ HCl 标准溶液滴定 25.00 mL 0.1 mol·L⁻¹ NaOH 溶液								
V_{HCl}/mL	0	2	4	6	8	10	12	…
$\kappa/\mu S \cdot cm^{-1}$								
(b) 0.0500 mol·L⁻¹ BaCl₂ 标准溶液滴定 25.00 mL 0.05 mol·L⁻¹ Na₂SO₄ 溶液								
V_{BaCl_2}/mL	0	2	4	6	8	10	12	…
$\kappa/\mu S \cdot cm^{-1}$								

2. 数据处理

由表 3-11 记录的原始数据作 $\kappa\text{-}V$ 标准曲线，从曲线中找出滴定终点时标准溶液的用量，由之计算出待测 NaOH 及 Na₂SO₄ 溶液的物质的量浓度。

【注意事项】

1. 为使溶液混合均匀，每次滴加标准溶液后，要充分搅拌。
2. 电导电极在使用前后要清洗干净，放入蒸馏水中，以防止铂黑钝化。
3. 为提高测量精度，在使用"$\times 10^3 \mu S \cdot cm^{-1}$"及"$\times 10^4 \mu S \cdot cm^{-1}$"两档时，校正应在电导电极插头插入插孔，电极浸入待测溶液的状况下进行。

【思考题】

1. 为什么标准溶液的浓度要比待测溶液浓度大 10~20 倍？

2. 电导滴定为什么要在恒温下进行？
3. 溶液的浓度对电导率产生什么影响？

第二节 综合性实验

实验 2-1　三草酸合铁（Ⅲ）酸钾的制备

【实验目的】

1. 掌握制备过程中的称量、水浴加热控温、蒸发、浓缩、结晶、干燥、倾析、常压过滤、减压过滤等系列化学基本操作。
2. 加深对铁（Ⅲ）和铁（Ⅱ）化合物性质的了解。
3. 掌握三草酸合铁（Ⅲ）酸钾的制备。

【实验原理】

本实验首先由硫酸亚铁与草酸反应制备难溶的 $FeC_2O_4 \cdot 2H_2O$，然后在过量 $K_2C_2O_4$ 存在下，用 H_2O_2 氧化 FeC_2O_4，即可得到三草酸合铁（Ⅲ）酸钾，同时有 $Fe(OH)_3$ 生成，加入适量 $H_2C_2O_4$，溶液可使 $Fe(OH)_3$ 转化为三草酸合铁（Ⅲ）酸钾配合物。反应方程式如下：

$$FeSO_4 + 2H_2O + H_2C_2O_4 \Longrightarrow FeC_2O_4 \cdot 2H_2O \downarrow + H_2SO_4$$

$$6FeC_2O_4 \cdot 2H_2O + 3H_2O_2 + 6K_2C_2O_4 \Longrightarrow 4K_3[Fe(C_2O_4)_3] + 2Fe(OH)_3 \downarrow + 12H_2O$$

$$2Fe(OH)_3 + 3H_2C_2O_4 + 3K_2C_2O_4 \Longrightarrow 2K_3[Fe(C_2O_4)_3] + 6H_2O$$

三草酸合铁（Ⅲ）酸钾是翠绿色单斜晶体，溶于水，难溶于乙醇，往该化合物的水溶液中加入乙醇后，可析出 $K_3[Fe(C_2O_4)_3] \cdot 3H_2O$ 结晶。

【仪器与试剂】

仪器：烧杯（200 mL），量筒，玻璃棒，布氏漏斗，抽滤瓶，真空系统，台秤，水浴锅，表面皿，滤纸等。

试剂：硫酸亚铁固体，H_2SO_4（3 mol·L^{-1}），饱和草酸溶液，饱和 $K_2C_2O_4$ 溶液，H_2O_2 溶液（3%），乙醇溶液（95%），丙酮-乙醇混合溶液（丙酮与乙醇的体积比为 1∶1），KNO_3 溶液，蒸馏水等。

【实验步骤】

1. 草酸亚铁的制备

称取 3.6 g 硫酸亚铁固体放入 200 mL 烧杯中，加入 3~4 滴 3 mol·L^{-1} H_2SO_4 溶液（防止硫酸亚铁固体溶于水时水解），再加入 15 mL 蒸馏水，加热溶解后，在不断搅拌下加入 25 mL 饱和草酸溶液，加热搅拌至沸，然后迅速搅拌片刻，防止飞溅。停止加热，静置，待黄色晶体草酸亚铁沉淀后倾析，弃去上层清液，用蒸馏水少量多次地将

$FeC_2O_4 \cdot 2H_2O$ 洗净，洗净的标准是最后洗涤液中检验不到 SO_4^{2-}。

2. 三草酸合铁（Ⅲ）酸钾的制备

向草酸亚铁沉淀中加入 10 mL 饱和 $K_2C_2O_4$ 溶液，水浴加热至 40 ℃，恒温搅拌下滴加入 20 mL 3% H_2O_2 溶液，边加边搅拌，加完后将溶液加热至沸，慢慢在水浴下加入 8 mL 饱和草酸溶液，直至完全变成透明的翠绿色溶液，在所得透明的翠绿色溶液中加入 25 mL 95% 乙醇溶液（为了加快结晶速度，可往其中滴加 KNO_3 溶液），将一小段棉线悬挂在溶液中，棉线可固定在一段比烧杯口径稍大的塑料条上。将烧杯盖好，在暗处放置数小时后，即有晶体 $K_3[Fe(C_2O_4)_3] \cdot 3H_2O$ 析出，晶体完全析出后，减压抽滤，用 10 mL 丙酮、乙醇混合溶液淋洗滤饼，继续抽干，置于表面皿上，烘干、称重并计算产率。

【注意事项】

1. 不能采用酒精灯或电炉来加热，原因是 $FeC_2O_4 \cdot 2H_2O$ 晶体易暴沸，不易控制火候，宜采用沸水浴加热，比较安全且效果较佳。

2. 煮沸除去过量 H_2O_2 的时间不宜过长，否则使生成的 $Fe(OH)_3$ 沉淀颗粒变大，不利于配位反应的进行。

3. 配位过程中，$H_2C_2O_4$ 应逐滴加入，应控制在 pH 3～3.5。pH 过低，会发生副反应生成 $FeC_2O_4 \cdot 2H_2O$，使产物带有黄色的粉末，而且若 $H_2C_2O_4$ 过量太多容易形成 $H_2C_2O_4$ 晶体析出，使产物带有白色的粉末；pH 过高，$Fe(OH)_3$ 溶解不充分，不利于配位反应的进行。

4. 配位后应得到澄清的翠绿色三草酸合铁酸钾溶液，若溶液颜色为暗绿色，则配体 $C_2O_4^{2-}$ 不足，可适当补加饱和 $K_2C_2O_4$ 溶液。

【思考题】

1. 哪些试剂不可以过量？为什么最后加入的草酸溶液应逐滴滴加？
2. 影响配合物稳定性的因素有哪些？

实验 2-2　硫酸亚铁铵的制备

【实验目的】

1. 学习复盐硫酸亚铁铵的制备方法。
2. 了解复盐的性质。
3. 练习和巩固水浴加热、蒸发浓缩、结晶、减压过滤等基本操作。

【实验原理】

硫酸亚铁铵$[(NH_4)_2Fe(SO_4)_2 \cdot 6H_2O]$，俗称摩尔盐，是浅蓝绿色透明单斜晶系晶体，易溶于水，难溶于乙醇，在空气中比亚铁盐稳定，不易被氧化，在定量分析中常用于配制亚铁离子的标准溶液。本实验首先由铁与稀硫酸反应生成硫酸亚铁,再将制得的硫酸亚铁与等物质的量的硫酸铵在溶液中相互作用,经加热浓缩、冷却后即可生成溶解度较小的浅蓝绿色硫酸亚铁铵复盐晶体。反应方程式如下:

$$Fe + H_2SO_4 \Longrightarrow FeSO_4 + H_2 \uparrow$$

$$(NH_4)_2SO_4 + FeSO_4 + 6H_2O \Longrightarrow (NH_4)_2SO_4 \cdot FeSO_4 \cdot 6H_2O$$

【仪器与试剂】

仪器:锥形瓶,容量瓶,烧杯,量筒,玻璃棒,三角漏斗,布氏漏斗,抽滤瓶,酒精灯,表面皿,蒸发皿,石棉网,铁架台,铁圈,台秤,水浴锅,pH试纸,滤纸等。

试剂:铁粉,H_2SO_4(3 mol·L^{-1}),$(NH_4)_2SO_4$ 固体等。

【实验步骤】

1. 硫酸亚铁的生成

称取 2 g 铁粉放入锥形瓶中,加入 15 mL 3 mol·L^{-1} H_2SO_4 溶液,水浴加热(<80 ℃)直至不再产生气泡为止(约需 40 min)。在加热过程中不时加入少量水以补充蒸发掉的水分,防止 $FeSO_4$ 晶体的析出。趁热过滤,滤液立即转移至蒸发皿中。

2. 硫酸亚铁铵的制备

在 $FeSO_4$ 溶液中加入 5 g $(NH_4)_2SO_4$ 固体,混匀,用 3 mol·L^{-1} H_2SO_4 溶液调节 pH 为 1~2,用小火蒸发浓缩至溶液表面出现晶膜为止(蒸发过程中不宜搅动),溶液放置慢慢冷却,即有硫酸亚铁铵晶体析出(必要时可用冰水浴冷却)。减压过滤,观察晶体的形状和颜色,称重并计算产率。

【注意事项】

1. 制备 $FeSO_4$ 时,水浴加热的温度不要超过 80 ℃,以免反应过于剧烈。
2. 在制备硫酸亚铁铵晶体时,溶液必须呈酸性,蒸发浓缩时不需要搅拌,不可浓缩至干。

【思考题】

1. 在铁与硫酸反应时,为什么采用水浴加热?
2. 制备硫酸亚铁铵过程中,溶液可能会呈现黄色,分析原因。

实验 2-3 茶叶咖啡因的提取纯化

【实验目的】

1. 学习从茶叶中提取咖啡因的基本方法,了解咖啡因的一般性质。

2. 掌握用简单回流或用恒压滴液漏斗提取有机物的原理和方法。

3. 进一步熟悉萃取、蒸馏、升华等基本操作。

【实验原理】

茶叶中含有多种生物碱,其中以咖啡因为主,占 1%～5%。另外还含有 11%～12% 的丹宁酸(又名鞣酸),0.6% 的色素、纤维素、蛋白质等。咖啡因是弱碱性化合物,易溶于氯仿(12.5%)、水(2%)及乙醇(2%)等。在苯中的溶解度为 1%(热苯为 5%)。丹宁酸易溶于水和乙醇,但不溶于苯。

咖啡因是杂环化合物嘌呤的衍生物,它的化学名称为 1,3,7-三甲基-2,6-二氧嘌呤,其结构式如下:

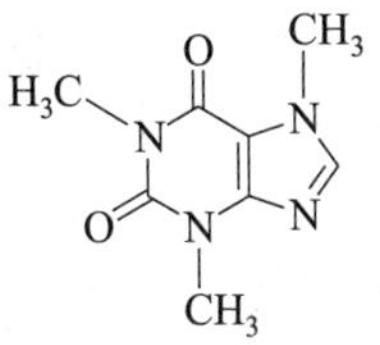

含结晶水的咖啡因系无色针状结晶,味苦,能溶于水、乙醇、氯仿等。在 100 ℃ 时即失去结晶水,并开始升华,120 ℃ 时升华相当显著,至 178 ℃ 时升华很快。咖啡因的熔点为 234.5 ℃。

为了提取茶叶中的咖啡因,往往利用适当的溶剂(如氯仿、乙醇、苯等)在脂肪提取器中连续萃取,然后蒸出溶剂,即得粗咖啡因。粗咖啡因中还含有一些生物碱和杂质,利用升华法可进一步纯化。

工业上咖啡因主要通过人工合成制得。它具有刺激心脏、兴奋大脑神经和利尿等作用,因此可作为中枢神经兴奋药。它也是复方阿司匹林(APC)等药物的组分之一。

【仪器与试剂】

仪器:烧杯,量筒,蒸发皿,圆底烧瓶,冷凝管,玻璃棒,电热套,铁架台(带铁圈),酒精灯等。

试剂:茶叶,乙醇,$Ca(OH)_2$,沸石等。

【实验步骤】

1. 浓茶水的制备

称取 10 g 茶叶在圆底烧瓶中,加入 40 mL 乙醇,搭建回流装置,加热温度 90～100 ℃,回流 1.5～2 h。

2. 浓缩与焙干

取 30 mL 浓茶水倒出在蒸发皿中,加入 10 g $Ca(OH)_2$ 混合,用小火焙干至深褐色后停止加热,用玻璃棒研细。

3. 升华

拿一张扎有小孔的滤纸覆盖在蒸发皿上,并将塞有棉花的玻璃漏斗罩在滤纸上,小火加热 10～15 min,等待咖啡因升华并附着于滤纸上。让其自然冷却至不太烫手时,小心取下漏斗和滤纸,会看到在滤纸上附着有大量无色针状晶体。

【注意事项】

本实验的关键是升华,一定要小火加热,慢慢升温,最好是酒精灯的火焰尖刚好接触石棉网,徐徐加热 10～15 min。如果火焰太大,加热太快,滤纸和咖啡因都会炭化变黑;如果火焰太小,升温太慢,会浪费时间,部分咖啡因还没有升华,影响收率。

【思考题】

1. 乙醇的目的是什么?加入碱石灰的作用是什么?
2. 茶叶的主要成分是什么?
3. 咖啡因的主要活性有哪些?
4. 在升华操作中应该注意什么?

实验 2-4 阿司匹林的制备

【实验目的】

1. 进一步学习酯化反应的基本原理。
2. 学习简单的有机合成及抽滤操作。

【实验原理】

乙酰水杨酸即阿司匹林(aspirin),是 19 世纪末合成成功的,作为有效的解热止痛、治疗感冒的药物,至今仍广泛使用。有关报道表明,人们正在发现它的某些新功能。水杨酸可以止痛,常用于治疗风湿病和关节炎。它是一种具有双官能团的化合物,一个是酚羟基,一个是羧基,羧基和羟基都可以发生酯化反应,而且还可以形成分子内氢键,阻碍酰化和酯化反应的发生。

阿司匹林是由水杨酸(邻羟基苯甲酸)与乙酸酐进行酯化反应而得的。水杨酸可由水杨酸甲酯,即冬青油(由冬青树提取而得)水解制得。本实验就是用水杨酸与乙酸酐反应制备乙酰水杨酸。反应式为

主反应:

水杨酸 + (乙酸酐) $\xrightarrow[80\sim 90℃]{浓H_2SO_4}$ 乙酰水杨酸

副反应:

【仪器与试剂】

仪器：锥形瓶（或圆底烧瓶）（100 mL，烘干），量筒（烘干），烧杯（100 mL），布氏漏斗，抽滤瓶，水泵，水浴锅，温度计，天平等。

试剂：水杨酸，乙酸酐，浓硫酸，$FeCl_3$，浓 HCl 等。

【实验步骤】

1. 合成

于干燥的 100 mL 锥形瓶（或圆底烧瓶）（烘干）中，放入水杨酸 3.0 g、乙酸酐 8.0 mL，滴 6 滴浓硫酸，盖上塞子，轻轻摇晃反应瓶使水杨酸溶解。然后在 80～90 ℃ 水浴维持 30 min。将反应瓶从热源上取下，冷水浴冷却至室温。

2. 冷却结晶得粗品

反应完成后，待体系冷却至室温，将反应体系倒入干燥的小烧杯中，慢慢滴加几滴去离子水搅拌，再将小烧杯置于大烧杯冷水浴中，滴加 30 mL 水（快搅慢滴）搅拌至大量结晶析出后，抽滤。如不结晶，可用玻璃棒摩擦锥形瓶的内壁。冰水洗涤，得到阿司匹林粗品，抽滤、压干。

3. 纯化去除副产品聚合物

将粗产物转移到 100 mL 烧杯中，在搅拌下慢慢加入饱和 $NaHCO_3$，直至无 CO_2 气泡生成。减压过滤，用水冲洗漏斗。合并滤液，倒入 100 mL 烧杯中，在搅拌下慢慢滴加浓 HCl 溶液至 pH<2，阿司匹林沉淀析出，抽滤、压干。

4. 阿司匹林的精制

将纯化的阿司匹林放入 100 mL 烧杯中，加入 6 mL 95％乙醇，在 60 ℃ 水浴上加热至固体溶解，加 20 mL 水，冰水冷却，渐渐析出精品阿司匹林，抽滤、压干。干燥、称重，计算产率。

【注意事项】

1. 乙酸酐具有腐蚀性，如不慎溅在手上，可用大量水冲洗，再用肥皂水充分洗涤。
2. 浓硫酸具有强氧化性，如果滴在皮肤上，需先用干抹布轻轻擦去，再用大量水冲洗，并用5%碳酸氢钠冲洗。

【思考题】
1. 水杨酸与乙酸酐的反应过程中，浓硫酸的作用是什么？
2. 本实验中可产生哪些副产物？如何除去？

实验 2-5　3-乙酰基香豆素的制备

【实验目的】
1. 阐释芳香醛与活泼亚甲基的反应原理及香豆素制备方法。
2. 巩固回流、重结晶、减压过滤、洗涤、干燥等基本实验操作。
3. 复述 Knoevenagel 反应原理和芳香族羟基内酯的制备方法。

【实验原理】
天然产物具有化学多样性、生物多样性和类药性，是新药研发的重要途径之一。香豆素具有高生物利用度和低毒性：

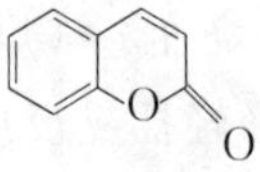

香豆素

（1）抗寄生虫、抗真菌、抗病毒、抗艾滋病、抗氧化、抗炎、抗肿瘤等广谱和多样性的生物活性。
（2）香豆素衍生物在癌症治疗中的作用，特别是对多种蛋白激酶，包括表皮生长因子受体、酪氨酸激酶等的有效抑制剂。

香豆素骨架的合成采用经典的 Knoevenagel 反应，3-乙酰基香豆素的常规合成方法主要是利用水杨醛和乙酰乙酸乙酯在有机碱催化下发生的 Knoevenagel 反应：

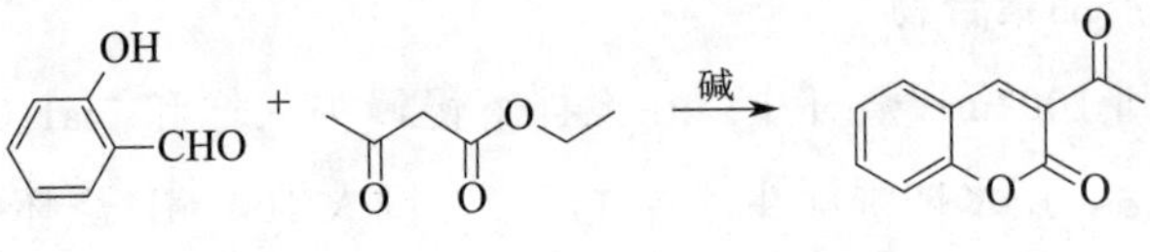

【仪器与试剂】
仪器：锥形瓶，冷凝管，电热套，布氏漏斗，抽滤瓶，玻璃棒，水泵等。
试剂：水杨醛，乙酰乙酸乙酯，无水乙醇，95%乙醇，碳酸钾，氢氧化钠等。

【实验步骤】
称取 12 g 水杨醛和 15 g 乙酰乙酸乙酯在锥形反应瓶中，再加入 25 mL 无水乙醇，搅拌混合均匀，再慢慢滴加 5 mL 碱性溶液催化，待滴加完毕，在 60~70 ℃ 加热回流 1~1.5 h 后，冷却至室温，在搅拌下慢慢滴加约 25 mL 水，充分搅拌均匀后减压抽滤，抽滤，干燥，称重，计算产率。

【注意事项】

1. 缩合反应的时间比较重要,时间过短反应不完全,时间过长,副反应增多。反应温度控制在 60~70 ℃。

2. 为了使醛反应完全,乙酰乙酸乙酯的用量应过量。

【思考题】

何为 Knoevenagel 反应?试写出水杨醛和乙酰乙酸乙酯制备 3-乙酰基香豆素的反应机理。

实验 2-6　3-乙酰基香豆素-氨基酸希夫碱的制备

【实验目的】

1. 学习醛酮与胺反应的基本原理。
2. 学习简单的有机合成及抽滤操作。
3. 认识希夫碱的结构及其主要应用。

【实验原理】

希夫碱类化合物及其金属配合物在医学、催化、分析化学、腐蚀以及光致变色领域有着重要应用:在医学领域,希夫碱具有抑菌、杀菌、抗肿瘤、抗病毒的生物活性;同时,这些化合物均对超氧阴离子自由基有较好的抑制作用,从而显示出抗氧化性;在催化领域,希夫碱的钴和镍配合物已经作为催化剂使用;在分析化学领域,希夫碱作为良好的配体,可以用来鉴别、鉴定金属离子和定量分析金属离子的含量;在腐蚀领域,某些芳香族的希夫碱经常作为铜的缓蚀剂;在光致变色领域,某些含有特性基团的希夫碱也具有独特的应用。

本实验使用 3-乙酰基香豆素和氨基乙酸来制备希夫碱,反应方程式如下:

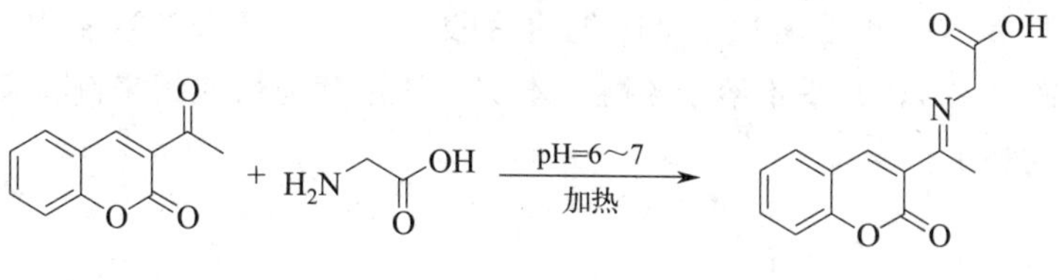

【仪器与试剂】

仪器:锥形瓶(或圆底烧瓶)(100 mL,烘干),量筒(烘干),烧杯(100 mL),布氏漏斗,抽滤瓶,水泵,水浴锅,温度计,天平等。

试剂:3-乙酰基香豆素,氨基乙酸,无水碳酸钾,无水乙醇等。

【实验步骤】

1. 粗产物的合成

取一只干燥的 100 mL 锥形瓶(或圆底烧瓶),加入 2.2 g 无水碳酸钾和 10 mL 乙醇；在小烧杯中称取氨基乙酸 1.0 g，加入 15 mL 无水乙醇搅拌均匀，慢慢滴加到反应瓶中，再称取 3-乙酰基香豆素 2.0 g 加入反应瓶，然后在 70 ℃±5 ℃回流反应 2 h。

2. 冷却酸化洗涤

反应完成后，待体系冷却至室温，将反应体系倒入干燥的烧杯中，加入 5 mL 去离子水搅拌，再将小烧杯置入大烧杯冷水浴中，在搅拌中慢慢滴加稀盐酸酸化至 pH 到 5 左右，抽滤。冰水洗涤，抽干，干燥，称重，计算产率。

【注意事项】

1. 希夫碱的制备注意反应的酸碱性和反应的温度。反应温度控制在 60~70 ℃。
2. 为使香豆素反应完全，氨基酸用量应过量。

【思考题】

举例说明希夫碱的应用。

实验 2-7　葡萄糖酸-δ-内酯的制备

【实验目的】

1. 掌握葡萄糖酸内酯的制备。
2. 掌握减压浓缩和细粒结晶的过滤操作。
3. 了解葡萄糖酸内酯性质和用途。

【实验原理】

葡萄糖酸-δ-内酯（简称葡萄糖酸内酯）是以葡萄糖为原料合成的多功能食品添加剂，已经广泛应用于食品行业，其主要用作保鲜剂、蛋白质凝固剂、酸味剂、pH 调节剂以及食品防腐剂等。葡萄糖酸-δ-内酯的分子式为 $C_6H_{10}O_6$，分子量 178.14，白色结晶或白色结晶性粉末，几乎无臭，呈味先甜后酸。它易溶于水（60 g/100 mL），稍溶于乙醇（1 g/100 mL），几乎不溶于乙醚。本实验使用葡萄糖酸钙来制备葡萄糖酸-δ-内酯，反应方程式如下：

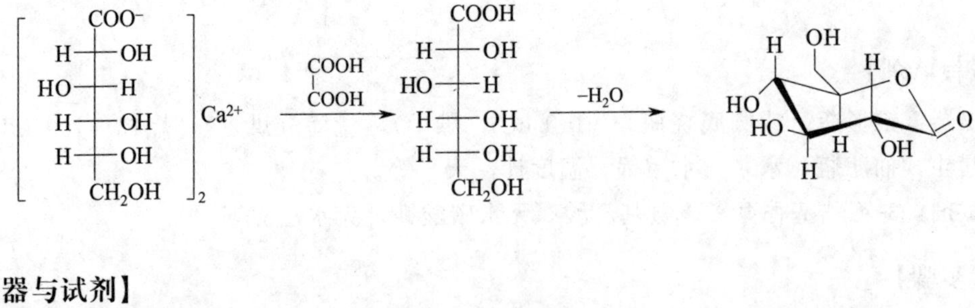

【仪器与试剂】

仪器：圆底烧瓶，量筒，烧杯（100 mL），布氏漏斗，抽滤瓶，水泵，水浴锅，磁力搅拌器，天平等。

试剂：葡萄糖酸钙，二水合草酸，硅藻土等。

【实验步骤】

1. 葡萄糖酸的生成

称取葡萄糖酸钙 15.0 g 和二水合草酸 4.5 g，并将二者混合均匀。取一只烧杯，内加 18 mL 水，加热至 60 ℃ 左右，在磁力搅拌下将葡萄糖酸钙和二水合草酸的混合物慢慢加入烧杯内的水中，并于磁力加热搅拌下继续保温 60 ℃ 反应 2 h。反应结束后，加入 1.5 g 硅藻土搅拌，趁热减压过滤，滤渣用 5~6 mL 60 ℃ 热水洗涤 2 次，减压过滤，合并滤液及洗涤液。

2. 葡萄糖酸-δ-内酯的合成

将以上滤液移入减压蒸馏装置的烧瓶中，在不超过 45 ℃ 下减压浓缩，直至剩余约 8 mL 时停止浓缩。加入约 1.0 g 葡萄酸内酯晶种，继续减压浓缩至瓶内出现大量细小晶粒为止。将浓缩液在 20~40 ℃ 下静置使结晶析出，减压过滤，用 10 mL 95％乙醇洗涤晶体，抽干，真空干燥（40 ℃ 以下）。

【思考题】

1. 草酸为什么能够使葡萄糖酸钙脱去钙？
2. 反应后的混合物中为何要加入硅藻土？加入后为什么要趁热过滤？
3. 浓缩反应后的滤液为何要减压蒸馏？
4. 产品为何要进行真空干燥？

实验 2-8 色谱法分离番茄红素及 β-胡萝卜素

【实验目的】

1. 了解天然物质的分离提取方法。
2. 了解有机物色谱分离鉴定的原理及操作方法。
3. 了解用比色法测定番茄红素、β-胡萝卜素的操作方法。

【实验原理】

番茄红素（lycopene）是红色物质，β-胡萝卜素（β-carotene）是黄色物质，它们都是类胡萝卜素中的两个重要组成部分。类胡萝卜素（carotenoid）为多烯类色素，不溶于水而溶于脂溶性有机溶剂，属于四萜类（tetraterpene）的天然产物，广泛分布于植物、动物和海洋生物中。番茄中含有番茄红素和少量的 β-胡萝卜素，可用低极性的有机溶剂二氯甲烷或石油醚进行提取。

番茄红素

β-胡萝卜素

本实验先用乙醇将番茄中的水脱去，再用二氯甲烷萃取类胡萝卜素。因为二氯甲烷与水不混溶，故只有除去水分后才能有效地从组织中萃取出类胡萝卜素。番茄红素、β-胡萝卜素两者在极性（polarity）上略有差别，β-胡萝卜素的极性小于番茄红素，利用柱色谱技术可将其分离出来。利用薄层色谱法将分离得到产物与番茄红素、β-胡萝卜素的标准品进行比较，可检测分离效果。

番茄红素和β-胡萝卜素具有共轭多烯（conjugated polyene）结构，番茄红素在472 nm波长处有最大吸收峰，β-胡萝卜素在450 nm波长处有最大吸收峰，可用比色分析法进行含量测定。

【仪器与试剂】

仪器：圆底烧瓶（100 mL、25 mL），锥形瓶（125 mL、25 mL），球形冷凝管，漏斗，分液漏斗（125 mL、25 mL），普通蒸馏装置（1套），色谱柱，广口瓶，容量瓶（10 mL），吸量管（1 mL），722S型分光光度计。

试剂：番茄酱，95%乙醇，二氯甲烷，氯仿，饱和氯化钠溶液，无水硫酸钠，中性氧化铝（柱色谱用），石油醚（60~90 ℃），丙酮，硅胶G，羧甲基纤维素钠溶液（10 g·L^{-1}），番茄红素和β-胡萝卜素标准品。

【实验步骤】

1. 番茄红素和β-胡萝卜素的提取

称取8 g番茄酱置于100 mL圆底烧瓶中，加入15 mL 95%乙醇，加热回流3~5 min。冷却后过滤，将滤液倾至125 mL锥形瓶中保存。将固体残渣连同滤纸放回圆底烧瓶中，加入15 mL二氯甲烷，回流3~5 min，过滤。再用另外的2~3份二氯甲烷重复萃取留在烧瓶中的残留物。将所有的萃取液合并，倾入125 mL的分液漏斗中，用饱和氯化钠溶液洗涤（10 mL×2）。静置，分去水层，二氯甲烷层用无水硫酸钠干燥。过滤，将提取液蒸去溶剂至干，以备下面柱色谱用。

2. 番茄红素及β-胡萝卜素柱色谱分离

在1.5 cm×20 cm色谱柱的底部加入少量的砂，铺成2~3 mm的薄砂层。称取15 g氧化铝，加入20 mL石油醚搅拌成糊状，湿法装柱。

将已蒸去溶剂的提取物用1 mL苯溶解，并用吸管转移至色谱柱上，用石油醚为洗脱剂进行洗脱，黄色的β-胡萝卜素在色谱柱中移动速度较快，而红色的番茄红素移动较慢。弃去无色的洗脱液。当所有的β-胡萝卜素从色谱柱中流出后，改用体积比为8∶2的石油醚∶丙酮进行洗脱，并收集洗脱出来的红色番茄红素。

3. 薄层色谱法

将粗提取物、提纯的番茄红素及 β-胡萝卜素用毛细管点样在同一块硅胶板上,用体积比为 9∶1 的石油醚∶丙酮作为展开剂在广口瓶中展开,展开完毕后立即用铅笔将板上的斑点圈出,并计算 R_f 值。

4. β-胡萝卜素的比色分析

称取 5.00 mg β-胡萝卜素的标准品,用氯仿在 10.00 mL 容量瓶中定容。取上述标准溶液以一定量的石油醚稀释得 0.01、0.0125、0.02、0.025 g·L^{-1} 的标准系列溶液,空白管为石油醚,分别于 450 nm 波长处测定其吸光度,并作出标准曲线。在相同条件测定 β-胡萝卜素洗脱液的吸光度,并由标准曲线查出洗脱液中 β-胡萝卜素的含量。

【思考题】

1. 提取液为何不用水洗,而是用饱和氯化钠溶液洗涤?
2. 为何能用柱色谱法将番茄红素和 β-胡萝卜素加以分离?
3. 为什么当用石油醚将 β-胡萝卜素从柱上洗脱后,要改用体积比为 8∶2 的石油醚∶丙酮进行洗脱?

实验 2-9　从黄连中提取黄连素

【实验目的】

1. 学习从中草药提取生物碱的原理和方法。
2. 熟悉索氏(Soxhlet)提取器装置及固液提取方法。
3. 进一步练习减压蒸馏的操作技术。

【实验原理】

黄连为我国特产药材之一,具有很强的抗菌力,对急性结膜炎、口疮、急性细菌性痢疾、急性肠胃炎等均有很好的疗效。黄连中含有多种生物碱,以黄连素[俗称小檗碱(berberine)]为主要有效成分,随野生和栽培及产地的不同,黄连中黄连素的含量为 4%~10%。含黄连素的植物很多,如黄柏、三颗针、伏牛花、白屈菜、南天竹等均可作为提取黄连素的原料,但以黄连和黄柏中的含量为高。

黄连素是黄色针状体,微溶于水和乙醇,较易溶于热水和热乙醇中,几乎不溶于乙醚。黄连素存在三种互变异构体,但自然界多以季铵碱的形式存在。黄连素的盐酸盐、氢碘酸盐、硫酸盐、硝酸盐均难溶于冷水,易溶于热水,其各种盐的纯化都比较容易。

黄连素被硝酸等氧化剂氧化，转变为樱红色的氧化黄连素。黄连素在强碱中部分转化为醛式黄连素，在此条件下，再加几滴丙酮，即可发生缩合反应，生成丙酮与醛式黄连素缩合产物的黄色沉淀。

【仪器与试剂】

仪器：索氏（Soxhlet）提取器，天平，研钵，圆底烧瓶（250 mL），减压过滤装置，电炉等。

试剂：黄连，乙醇（95%），乙酸（1%），浓盐酸，蒸馏水等。

【实验步骤】

1. 回流

称取 10 g 中药黄连，切碎研磨烂，装入索氏提取器的滤纸套筒内，烧瓶内加入 100 mL 95%乙醇，加热萃取 2~3 h，至回流液体颜色很淡为止。提取装置如图 3-8 所示。

2. 减压蒸馏

在水泵减压下蒸馏，回收大部分乙醇，至瓶内残留液体呈棕红色糖浆状，停止蒸馏。

3. 抽滤

浓缩液里加入 1%乙酸 30 mL，加热溶解后趁热抽滤去掉固体杂质，在滤液中滴加浓盐酸，至溶液混浊为止（约需 10 mL）。

4. 制备粗产品

用冰水冷却上述溶液，降至室温下以后即有黄色针状的黄连素盐酸盐析出，抽滤，所得结晶用冰水洗涤两次，可得黄连素盐酸盐的粗产品。

5. 粗品精制

将粗产品（未干燥）放入 100 mL 烧杯中，加入 30 mL 水，加热至沸，搅拌沸腾几分钟，趁热抽滤，滤液用盐酸调节 pH 为 2~3，室温下放置几小时，有较多橙黄色结晶析出后抽滤，滤渣用少量冷水洗涤两次，烘干即得成品。

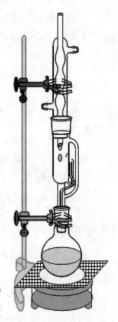

图 3-8 提取装置

6. 产品检验

（1）取盐酸黄连素少许，加浓硫酸 2 mL，溶解后加几滴浓硝酸，即呈樱红色溶液。

（2）取盐酸黄连素约 50 mg，加蒸馏水 5 mL，缓缓加热，溶解后加 20%氢氧化钠溶液 2 滴，显橙色，冷却后过滤，滤液加丙酮 4 滴，即发生浑浊。放置后生成黄色的丙酮黄连素沉淀。

【思考题】

黄连素为何种生物碱类的化合物？

实验 2-10　肉桂酸的制备

【实验目的】

1. 掌握用 Perkin 反应制备肉桂酸的原理和方法。
2. 巩固回流、水蒸气蒸馏等装置。

【实验原理】

肉桂酸又名 β-苯丙烯酸，有顺式和反式两种异构体，通常以反式形式存在，为无色晶体，熔点 133 ℃。肉桂酸是香料、化妆品、医药、塑料和感光树脂等的重要原料。肉桂酸的合成方法有多种，实验室里常用珀金（Perkin）反应来合成肉桂酸，即芳香醛和酸酐在碱性催化剂的作用下，发生类似羟醛缩合的反应，生成 α,β-不饱和芳香醛。本实验以苯甲醛和乙酸酐为原料，在无水碳酸钾的催化下，发生缩合反应得到肉桂酸。反应方程式如下：

$$\text{PhCHO} + (CH_3CO)_2O \xrightarrow{K_2CO_3} \text{PhCH=CHCOOH} + CH_3COOH$$

【仪器与试剂】

仪器：三口烧瓶，圆底烧瓶，回流冷凝管，电热套，磁力搅拌器，布氏漏斗，玻璃棒，滤纸，烧杯，量筒等。

试剂：苯甲醛（1.5 mL），乙酸酐（4 mL），无水碳酸钾（2.2 g），浓 HCl（20 mL），无水乙醇（20 mL），NaOH 溶液（10%，10 mL）等。

【实验步骤】

1. 肉桂酸的合成

在 100 mL 干燥的圆底烧瓶中加入 1.5 mL 新蒸馏过的苯甲醛、4 mL 新蒸馏过的乙酸酐以及研细的 2.2 g 无水碳酸钾，加入 2 粒沸石，加热回流 40 min，回流温度由低到高，使得溶液刚好回流。

2. 后处理

待反应物冷却后，往瓶内加入 20 mL 热水，以溶解瓶内固体，同时改装成水蒸气蒸馏装置开始水蒸气蒸馏，至无白色液体蒸馏出为止，将蒸馏瓶冷却至室温，加入 10% NaOH 溶液 10 mL 以保证所有的肉桂酸成钠盐而溶解。待白色晶体溶解后，滤去不溶物，滤液中加入 0.2 g 活性炭，煮沸 5 min 左右，脱色后抽滤，滤出活性炭，冷却至室温，倒入 250 mL 烧杯中，先加 60 mL 水，等大部分固体溶解后，稍冷，加入 10 mL 无水乙醇，加热至全部固体溶解后，冷却，析出白色晶体，抽滤，产品空气中晾干后，称重。

【注意事项】

1. 回流装置要干燥，否则会使乙酸酐发生水解，使产率降低。

2. 反应物需新蒸，苯甲醛放久了，由于自动氧化生成较多苯甲酸，影响反应进行，且苯甲酸混在产品中不易除净，影响产品质量，故应用新蒸苯甲醛。乙酸酐放久了，因吸潮和水解将转变为乙酸，故在实验前应重新蒸馏。

3. 加热的温度最好用油浴，控温在 160～180 ℃。若用电炉加热，必须使烧瓶离开电炉 4～5 cm，电炉开小些，慢慢加热到回流状态，如果紧挨着电炉，会因温度太高，反应太剧烈，结果形成大量树脂状物质，甚至使肉桂酸一无所有，这点是实验成功的关键。

4. 反应刚开始会因为二氧化碳的放出而有大量泡沫产生，这时候加热温度尽量低些，等到二氧化碳大部分出去后，再小心加热到回流状态，这时溶液呈浅棕黄色。反应结束的标志是反应时间已到规定时间，有小量固体出现。反应结束后，再加热水，可能会出现整块固体，很不好压碎，尽量将其压碎，但需要避免触碎反应瓶底。

【思考题】

1. 反应中，如果使用与酸酐不同的羧酸盐，会得到两种不同的芳香丙烯酸，为什么？

2. 在实验中，如果原料苯甲醛中含有少量的苯甲酸，这对实验结果会产生什么影响？应采取什么样的措施？

3. 若用苯甲醛与丙酸酐发生 Perkin 反应，其产物是什么？

实验 2-11　安息香缩合反应

【实验目的】

1. 学习安息香缩合反应的原理。
2. 了解维生素 B_1 的催化原理。

【实验原理】

安息香（又名苯偶姻），乳白色或淡黄色结晶，熔点 137 ℃，沸点 344 ℃，相对密度 1.310；溶于乙酮、热乙醇，微溶于水。它主要用于荧光反应检验锌、有机合成，作为测热法的标准及防腐剂等，也是粉末涂料生产中除粉末涂料出现针孔的理想的助剂。

安息香可由苯甲醛在热的氰化钾或氰化钠的乙醇溶液中反应制得。因其相当于两分子醛缩合在一起的产物，故该反应称为安息香缩合。由于氰化物是剧毒物质，在实验室制作极为不便。故改用维生素 B_1（VB_1）作催化剂，此方法操作安全、效果良好。VB_1 是一种生物辅酶，它在生化过程中主要是对 α-酮酸的脱羧和生成偶姻等酶促反应发挥辅酶的作用。VB_1 分子右边噻唑环上的氮原子和硫原子之间的氢有较大的酸性，在碱性条件下易被除去形成碳负离子，从而催化安息香的形成。反应方程式如下：

$$2\ \text{PhCHO} + (CH_3CO)_2O \xrightarrow[C_2H_5OH, H_2O, \triangle]{VB_1} \text{Ph-CO-CH(OH)-Ph} \quad \text{安息香}$$

【仪器与试剂】

仪器：圆底烧瓶，温度计，天平，玻璃棒，回流冷凝管，电热套，抽滤瓶等。

试剂：苯甲醛，VB_1，蒸馏水，乙醇（95%），NaOH 溶液等。

【实验步骤】

1. 缩合反应

在 50 mL 圆底烧瓶中，加入 1.75 g 维生素 B_1、3.5 mL 蒸馏水和 15 mL 95%乙醇，摇匀溶解后将烧瓶置于冷水浴中冷却，用在冷水浴中冷透的 10%氢氧化钠溶液调节 pH 为 9~10；加入 10 mL 新蒸苯甲醛，回流 1.5 h，水浴温度 60~75 ℃，调节反应溶液的 pH 为 9~10。

2. 后处理

待反应物冷却至室温，析出浅黄色晶体，再在冰水中冷却，待晶体完全抽滤，用冷水洗涤，95%乙醇重结晶，得白色针状结晶，称量产物。

【注意事项】

1. 实验过程中要进行 pH 调节是由于 VB_1 是催化剂，它在酸性条件下比较稳定，在水溶液中或碱性条件下易开环失效。反应第一步加入冰冷的氢氧化钠溶液，目的是防止噻唑环发生的开环反应，促使 VB_1 形成碳负离子。因此在实验过程中，pH 必须调节在 9~10 之间。pH 过低无法形成碳负离子，则反应无法进行；过高则会使 VB_1 发生开环，或发生歧化反应生成苯甲酸和苯甲醇。

2. 提高产率的因素分析及注意事项：①反应溶液 pH 保持在 9~10，特别是在加入苯甲醛后调节 pH 时，一定要注意观察 pH，pH 试纸到蓝色的时候就不要再加了，很容易过碱；②温热的时间不能少于 1.5 h，尽量让反应完全；③水浴加热时应严格控制温度，切勿加热过剧；④冷却时不宜太快，否则产物易成油状析出，在抽滤时产物被抽出，造成损失。

【思考题】

1. 安息香缩合、羟醛缩合、歧化反应有何不同？

2. 本实验为什么要使用新蒸馏出的苯甲醛？为什么加入苯甲醛后，反应混合物的 pH 要保持在 9~10？溶液的 pH 过低或过高有什么不好？

实验 2-12 NaOH 标准溶液的标定

【实验目的】

1. 掌握 NaOH 标准溶液的标定的原理和方法。
2. 学会正确使用移液管和容量瓶的基本操作方法。
3. 进一步练习分析天平和碱式滴定管的操作。
4. 学会测定结果的计算。

【实验原理】

NaOH 具有很强的吸湿性，易吸收空气中的 CO_2，因此 NaOH 标准溶液应用间接法配制。标定 NaOH 溶液的基准物质有 $H_2C_2O_4 \cdot 2H_2O$、KHC_2O_4、邻苯二甲酸氢钾（$KHC_8H_4O_4$）等。

本次选择 $H_2C_2O_4 \cdot 2H_2O$ 作为基准物质，摩尔质量为 126.09 g·mol^{-1}。化学计量点的产物为二元弱碱，pH 约为 8.45，因此可选酚酞作指示剂，终点由无色变为微红色，30 s 内不褪色为止，即可得到 NaOH 标准溶液的准确浓度。

标定反应：$H_2C_2O_4 + 2NaOH == Na_2C_2O_4 + 2H_2O$

【仪器与试剂】

仪器：分析天平，碱式滴定管（50 mL），移液管（20 mL），容量瓶（100 mL），锥形瓶（250 mL），烧杯（250 mL），滴管，洗耳球，玻璃棒，洗瓶等。

试剂：$H_2C_2O_4 \cdot 2H_2O$，酚酞指示剂（0.04% 的酚酞乙醇溶液），NaOH 溶液（4 mol·L^{-1}）等。

【实验步骤】

1. 0.1 mol·L^{-1} NaOH 溶液的配制

用量筒取 4 mol·L^{-1} NaOH 溶液 6.3 mL 于 250 mL 烧杯中，加蒸馏水稀释成约 0.1 mol·L^{-1} NaOH 溶液 250 mL，备用。

2. 草酸标准溶液的配制

准确称取草酸 0.6 g 于 100 mL 小烧杯中，加少量蒸馏水，将草酸溶解并转移至 100 mL 容量瓶中，用少量蒸馏水涮洗烧杯 3 次，涮洗液一并倒入容量瓶中，最后用蒸馏水稀释至标线，盖好瓶塞，摇匀。记录草酸的准确质量。

3. NaOH 溶液的标定

准确移取 20.00 mL 草酸标准溶液于锥形瓶中，加 1~2 滴酚酞指示剂，用 NaOH 标准溶液滴定至微红色，30 s 不褪色即为终点，记下滴定消耗 NaOH 的体积 V_1。平行标定 3 次，记录数据于表 3-12 中，计算 NaOH 的浓度和相对平均偏差。

【实验数据及处理】

表 3-12　NaOH 标准溶液的标定与阿司匹林原料药含量测定数据

次数	I	II	III
$m(\text{H}_2\text{C}_2\text{O}_4 \cdot 2\text{H}_2\text{O})/\text{g}$			
NaOH 体积初读数/mL			
NaOH 体积终读数/mL			
NaOH 用量 V_1/mL			
$c(\text{NaOH})/\text{mol} \cdot \text{L}^{-1}$			
相对平均偏差			

【注意事项】

1. 滴定时每次要从零刻度开始，以消除滴定管刻度不匀所产生的系统误差。
2. 碱式滴定管滴定前要赶走气泡，滴定中要防止产生气泡。
3. 草酸有强腐蚀性、强刺激性、可燃性，应避免与皮肤、氧化剂、明火接触。

【思考题】

1. 基准物质称取的质量是怎样计算出来的？
2. 称取草酸各用什么天平？为什么？
3. CO_2 对测定是否有影响？应如何消除？
4. 标定 NaOH 溶液时，用酚酞作指示剂，终点为淡粉色，10 s 内颜色不褪净。如果经较长时间颜色慢慢褪去，为什么？

实验 2-13　EDTA 标准溶液的配制和标定及水的总硬度的测定

【实验目的】

1. 掌握 EDTA 的配制及用 $ZnCl_2$ 标准溶液标定 EDTA 的基本原理与方法。
2. 掌握铬黑 T 指示剂的使用及终点颜色变化的观察，掌握配位滴定操作。
3. 了解水的硬度的概念及其表示方法。
4. 掌握配位滴定测定水的硬度的原理和方法。

【实验原理】

水的硬度主要由于水中含有钙盐和镁盐，其他金属离子如铁、铝、锰、锌等也形成硬度，但一般含量甚少，测定工业用水总硬度时可忽略不计。测定水的硬度常采用配位滴定法，用乙二胺四乙酸二钠盐（EDTA）溶液滴定水中 Ca^{2+}、Mg^{2+} 总量，然后换算为相应的硬度单位。EDTA 溶液通常采用间接法配制。标定 EDTA 溶液常用的基准物质有 Zn、ZnO、$CaCO_3$、Bi、Cu、$MnSO_4 \cdot 7H_2O$、Ni 和 Pb 等。为了减小系统误差，本实验中选用 Zn 为基准物质，以铬黑 T（EBT）为指示剂，进行标定。用 pH≈10 的氨性缓冲溶液控制滴定时的酸度。因为在 pH≈10 的溶液中，铬黑 T 与 Zn^{2+} 形成比较稳定的紫红色螯合物（Zn-EBT），而 EDTA 与 Zn^{2+} 能形成更为稳定的无色螯合物。因此，滴定至终点时，EBT 便被 EDTA 从 Zn-EBT 中置换出来，游离的 EBT 在 pH＝8～11 的溶液中呈蓝色。用 EDTA 溶液滴定至溶液由紫红色变为蓝色即为终点。

按国际标准方法测定水的总硬度：在 pH＝10 的 NH_3-NH_4Cl 缓冲溶液中，以铬黑 T（EBT）为指示剂，EDTA 标准溶液滴定至溶液由紫红色变为蓝色即为终点。滴定过程反应如下：

滴定前： $EBT + Mg^{2+} = Mg\text{-}EBT$
（蓝色）　　　　（紫红色）

滴定时： $EDTA + Ca^{2+} = Ca\text{-}EDTA$
（无色）

$EDTA + Mg^{2+} = Mg\text{-}EDTA$
（无色）

终点时： $EDTA + Mg\text{-}EBT = Mg\text{-}EDTA + EBT$
（紫红色）　　　　　（蓝色）

到达计量点时，呈现指示剂的蓝色。若水样中存在 Fe^{3+}、Al^{3+} 等微量杂质时，可用三乙醇胺进行掩蔽，Cu^{2+}、Pb^{2+}、Zn^{2+} 等重金属离子可用 Na_2S 或 KCN 掩蔽。

水的硬度常以氧化钙的量来表示。各国对水的硬度表示不同，我国沿用的硬度表示方法有两种：一种是将测定的 Ca^{2+}、Mg^{2+} 折算成 CaO 的质量，以每升水中含有 CaO（$M_{CaO} = 56.08\ g \cdot mol^{-1}$）10 mg 为 1 度（°d），即德国硬度。另一种是将测定的 Ca^{2+}、Mg^{2+} 折算成 $CaCO_3$ 的质量，以每升水中含有 $CaCO_3$（$M_{CaCO_3} = 100.09\ g \cdot mol^{-1}$）的质量表示硬度（mg/L）。

【仪器与试剂】

仪器：台秤，分析天平，酸式滴定管，锥形瓶，移液管（20 mL），容量瓶（100 mL），量筒（100 mL），烧杯若干等。

试剂：EDTA（A.R.），NH_3-NH_4Cl 缓冲溶液（pH＝10），铬黑 T 指示剂（1%），ZnO（A.R.），盐酸（6 mol·L^{-1}），浓氨水，三乙醇胺，甲基红等。

【实验步骤】

1. 0.02 mol·L^{-1} EDTA 标准溶液的配制和标定

在台秤上称取 4.0 g EDTA 于烧杯中，用少量水加热溶解，冷却后转入 500 mL 试剂瓶中，加去离子水稀释至 500 mL。

2. 锌标准溶液的配制

准确称取在 800～1000 ℃ 灼烧（需 20 min 以上）过的基准物质 ZnO 约 0.12 g 于 100 mL 烧杯中，用少量水润湿，然后加入稀 HCl 3 mL，边加边搅拌至完全溶解为止，然后，定量转移入 100 mL 容量瓶中，稀释至刻度并摇匀。准确记录 ZnO 的质量 m，填写于表 3-13 中。

3. 用锌标准溶液标定 EDTA 溶液

移取 20.00 mL 锌标准溶液于 250 mL 锥形瓶中，加入甲基红 1 滴，滴加氨水至溶液呈黄色，再加约 20 mL 水、8 mL NH_3-NH_4Cl 和铬黑 T 2 滴，用 EDTA 溶液滴定至溶液由紫红色变成蓝色，即为终点，记录 EDTA 消耗体积 V_1，填写于表 3-13 中，平行测定 3 次。

4. 水的硬度的测定

量取澄清水样（自来水）100 mL 置于锥形瓶中，加入 NH_3-NH_4Cl 缓冲液 5 mL，铬黑 T 3 滴，用 EDTA 滴定至溶液由紫红色至蓝色即为终点，记录所消耗 EDTA 的体积 V_2，填写于表 3-13 中，平行测定 3 次。计算水的硬度和相对平均偏差。

注意：若水样中含有其他离子，需加入 5 mL 体积比 1∶1 三乙醇胺和 1 mL 2% Na_2S 溶液掩蔽。

【实验数据及处理】

表 3-13　EDTA 标准溶液的标定与水总硬度测定数据

$m(ZnO)/g$			
次数	Ⅰ	Ⅱ	Ⅲ
EDTA 用量 V_1/mL			
$c(EDTA)/mol \cdot L^{-1}$			
$c(EDTA)$ 平均值/$mol \cdot L^{-1}$			
相对平均偏差			
EDTA 用量 V_2/mL			
硬度（自来水）			
硬度平均值			
相对平均偏差			

水的总硬度计算公式：

$$水的硬度 = \frac{c_{EDTA} V_{EDTA} M_{CaO}}{V_{水样}} \times 100 \tag{3-9}$$

式中，c_{EDTA} 为 EDTA 标准溶液的浓度；V_{EDTA} 为水硬度测定中所消耗 EDTA 的体积；$V_{水样}$ 为水样的体积；M_{CaO} 为 CaO 的摩尔质量。

【注意事项】

1. 水的硬度确定有自来水和井水，任选一种滴定。
2. 配位滴定速度不能太快，特别是近终点时要逐滴加入，并充分摇动。因为配位反应速度较中和反应要慢一些。

3. 在配位滴定中加入金属指示剂的量是否合适对终点观察十分重要，应在实践中细心体会。

4. 络合滴定法对去离子水质量的要求较高，不能含有 Fe^{3+}、Al^{3+}、Cu^{2+}、Mg^{2+} 等离子。

【思考题】

1. 配位滴定中为什么要加入缓冲溶液？
2. 用 EDTA 法测定水的硬度时，哪些离子的存在有干扰？如何消除？
3. 根据测定结果，说明所测水样属于哪种类型？（已知：<8 °d 为软水，8～16 °d 为中等硬度，16～30 °d 为硬水）若所测水样为生活饮用水，其硬度是否合格？

实验 2-14　硫代硫酸钠标准溶液与碘标准溶液的标定

【实验目的】

1. 描述 $Na_2S_2O_3$ 和 I_2 标准溶液的配制、保存和标定方法，理解其标定的原理和操作。
2. 正确使用淀粉指示剂，熟练掌握直接和间接碘量法的指示剂加入时间，复述其变色原理。

【实验原理】

硫代硫酸钠标准溶液通常用 $Na_2S_2O_3 \cdot 5H_2O$ 配制，由于 $Na_2S_2O_3$ 遇酸即迅速分解产生 S，配制时若水中含 CO_2 较多，则 pH 偏低，容易使配制的 $Na_2S_2O_3$ 变混浊。另外，水中若有微生物也能够慢慢分解 $Na_2S_2O_3$。因此，配制 $Na_2S_2O_3$ 通常用新煮沸放冷的蒸馏水，并先在水中加入少量 Na_2CO_3，然后再把 $Na_2S_2O_3$ 溶于其中。

标定 $Na_2S_2O_3$ 溶液的基准物质有 $KBrO_3$、KIO_3、$K_2Cr_2O_7$ 等，以 $K_2Cr_2O_7$ 最常用。标定时采用置换滴定法，使 $K_2Cr_2O_7$ 先与过量 KI 作用，再用欲标定浓度的 $Na_2S_2O_3$ 溶液滴定析出的 I_2。

滴定过程中的反应：

(1) $K_2Cr_2O_7$ 先与 KI 反应析出 I_2：

$$Cr_2O_7^{2-} + 6I^- + 14H^+ = 2Cr^{3+} + 3I_2 + 7H_2O \tag{3-10}$$

(2) 析出的 I_2 再用 $Na_2S_2O_3$ 标准溶液滴定：

$$I_2 + 2S_2O_3^{2-} = S_4O_6^{2-} + 2I^- \tag{3-11}$$

第一步反应析出的 I_2 用 $Na_2S_2O_3$ 标准溶液滴定，以淀粉作指示剂。在第二步滴定前溶液应加以稀释，一是为了降低酸度，二是为使终点时溶液中的 Cr^{3+} 不致颜色太深，影响终点观察。另外，KI 浓度不可过大，否则 I_2 与淀粉所显颜色偏红紫，也不利于观察终点。淀粉溶液在有 I^- 存在时能与 I_2 分子形成蓝色可溶性吸附化合物，使溶液呈蓝色。达到终点时,溶液中的 I_2 全部与 $Na_2S_2O_3$ 作用,则蓝色消失。但开始 I_2 太多,被淀粉吸附得过牢,就不易被完全夺出,并且也难以观察终点,因此必须在滴定至近终点时方可加入淀粉溶液。

常用标定 I_2 溶液的基准物质是 As_2O_3 和 $Na_2S_2O_3$ 标准溶液,但因 As_2O_3 是剧毒物质,因此本实验采用 $Na_2S_2O_3$ 标准溶液,滴定反应同式(3-11),指示剂为淀粉,终点颜色由蓝色变成无色。

【仪器与试剂】

仪器:分析天平,台秤,碘量瓶(250 mL),量筒(100 mL、10 mL),酸式滴定管,碱式滴定管,移液管(25 mL),容量瓶(250 mL),试剂瓶等。

试剂:$K_2Cr_2O_7$(A.R.),$Na_2S_2O_3$,Na_2CO_3(A.R.),I_2 溶液,KI(A.R.),HCl 溶液(4 mol·L^{-1}),淀粉指示剂(0.2%)等。

【实验步骤】

1. 0.1 mol·L^{-1} $Na_2S_2O_3$ 溶液的配制

用台秤称取 12.5 g $Na_2S_2O_3$ 溶于刚煮沸并冷却后的 500 mL 蒸馏水中,加入约 0.1 g Na_2CO_3,保存于棕色瓶中,塞好瓶塞,于暗处放置一周后过滤标定。

2. 0.05 mol·L^{-1} I_2 标准溶液的配制

取一定量的碘固体,加入 KI 的浓溶液,研磨至完全溶解;加入少量盐酸,再加水稀释至一定体积。用垂熔玻璃漏斗滤过后再标定。贮于玻塞棕色瓶中,阴凉处保存,避免遇光、受热和与橡皮等有机物接触而改变浓度。

3. 0.1 mol·L^{-1} $Na_2S_2O_3$ 溶液的标定

准确称取已烘干的 $K_2Cr_2O_7$ 0.15 g 于碘量瓶中,加 50 mL 蒸馏水溶解;加入 KI 2 g,轻轻振摇溶解后迅速加入稀盐酸 5 mL,密塞摇匀,封水,在暗处放置 10 min;加蒸馏水 100 mL 稀释,用待标定的 $Na_2S_2O_3$ 溶液滴定至呈浅黄绿色,加入 3 mL 0.2%淀粉指示剂,继续滴定至蓝色变为亮绿色即为滴定终点。记录消耗的 $Na_2S_2O_3$ 溶液的体积 V_1,填写于表 3-14 中,平行测定 3 次。计算 $Na_2S_2O_3$ 溶液的浓度和相对平均偏差。

空白实验:不加 $K_2Cr_2O_7$,其余步骤一样,用 $Na_2S_2O_3$ 溶液滴定,V_0 为空白溶液消耗的 $Na_2S_2O_3$ 溶液的体积,仅做一次填写于表 3-14 中,最后在计算中将此体积扣除。

4. 0.05 mol·L^{-1} I_2 标准溶液的标定

准确移取 25.00 mL 待标定的 I_2 标准溶液于锥形瓶中,使用 $Na_2S_2O_3$ 标准溶液滴定,快到滴定终点时加入淀粉指示剂 3 mL,继续滴定至蓝色消失,且 30 s 不褪色即为滴定终点,记录消耗的 $Na_2S_2O_3$ 溶液的体积 V_2,填写于表 3-14 中,平行测定 3 次,求出 I_2 标准溶液浓度的平均值与相对平均偏差。

【实验数据及处理】

表 3-14 $Na_2S_2O_3$ 与 I_2 标准溶液的标定数据

次数	Ⅰ	Ⅱ	Ⅲ
$m(K_2Cr_2O_7)$			
$Na_2S_2O_3$ 用量 V_1/mL			
空白实验 V_0/mL			
$c(Na_2S_2O_3)$/mol·L^{-1}			
$c(Na_2S_2O_3)$ 平均值/mol·L^{-1}			
相对平均偏差			
$Na_2S_2O_3$ 用量 V_2/mL			
$c(I_2)$/mol·L^{-1}			
$c(I_2)$ 平均值/mol·L^{-1}			
相对平均偏差			

【注意事项】

1. $K_2Cr_2O_7$ 与 KI 反应进行较慢，在稀溶液中尤慢，故在加水稀释前，应放置 10 min，使反应完全。

2. 滴定前，溶液要加水稀释。

3. 酸度影响滴定，应保持 H$^+$ 浓度在 0.2～0.4 mol·L^{-1} 的范围内。

4. KI 要过量，但浓度不能超过 2%～4%，因为 I$^-$ 浓度太高，淀粉指示剂的颜色转变不灵敏。

5. 终点有回褪现象，如果不是很快变蓝，可能是由于空气中氧的氧化作用造成，不影响结果；如果很快变蓝，说明 $K_2Cr_2O_7$ 与 KI 反应不完全。

6. 近终点，即当溶液为绿里带浅棕色时，才可加指示剂。

7. 滴定开始时要掌握慢摇快滴，但近终点时，要慢滴，并用力振摇，防止吸附。

8. 溶解 I_2 时，应加入过量的 KI 及少量水研磨成糊状，使 I_2 完全生成 KI_3 后再稀释。否则，加水后 I_2 不再溶解。

9. 必须用新煮沸过并冷却的蒸馏水溶解样品，目的是减少蒸馏水中的溶解氧。

【思考题】

1. 配制 $Na_2S_2O_3$ 溶液时为什么要提前 2 周配制？为什么用新煮沸放冷的蒸馏水？为什么要加入 Na_2CO_3？

2. 标定 $Na_2S_2O_3$ 标准溶液时，为什么要在一定的酸度范围？酸度过高或过低有何影响？为什么滴定前要先放置 10 min？为什么先加 50 mL 水稀释后再滴定？

3. KI 为什么必须过量？其作用是什么？

4. 如何防止 I_2 的挥发和空气氧化 I$^-$？

实验 2-15　标准曲线法测定芦丁含量

【实验目的】

1. 掌握标准曲线绘制的方法。
2. 掌握标准曲线法测定药物成分的方法。

【实验原理】

芦丁又名芸香苷、维生素 P，属黄酮类化合物，临床上主要用于治疗脑出血、高血压、视网膜出血等疾病。芦丁的含量测定有高效液相色谱法、紫外分光光度法和可见分光光度法。

芦丁

显色反应需要具备良好的重现性与灵敏度，因此必须控制反应的条件，主要是溶剂种类、试剂用量、溶液酸碱度、反应时间和显色时间等。芦丁为黄酮苷，能与 Al^{3+} 生成黄色配合物，在 $NaNO_2$ 的碱性溶液中呈红色，在 510 nm 波长处有最大吸收。据此显色反应用分光光度法测定芦丁含量，应注意控制反应时间、显示时间以及试剂用量等条件。

【仪器与试剂】

仪器：紫外-可见分光光度计，容量瓶（100 mL），容量瓶（50 mL，若干），移液管（10 mL），吸量管（1 mL、5 mL）等。

试剂：亚硝酸钠溶液（5%），硝酸铝溶液（10%），乙醇（A.R.），氢氧化钠溶液（1 mol·L^{-1}），乙醇溶液（30%），芦丁对照品，待测芦丁试样等。

【实验步骤】

1. 对照品溶液的制备

精密称取在 120 ℃减压干燥至恒重的芦丁对照品 100 mg，置于 100 mL 容量瓶中，加甲醇 70 mL，置于水浴上微热使溶解，放冷，加甲醇至刻度，摇匀。精密吸取 10 mL，置于 100 mL 容量瓶中，加水至刻度，摇匀，即得 0.1 mg·mL^{-1} 芦丁对照品。

2. 标准曲线的制备

精密量取芦丁对照品溶液 0.0 mL、1.0 mL、2.0 mL、3.0 mL、4.0 mL、5.0 mL 分别置于 100 mL 容量瓶中，各加 30%乙醇使总体积为 5.0 mL，各容量瓶精密加入 5%亚硝酸钠溶液 0.3 mL，充分摇匀，放置 6 min。各容量瓶精密加入 10%硝酸铝溶液 0.3 mL，充分摇匀，放置 6 min。各容量瓶加 1 mol·L^{-1} 氢氧化钠溶液 4.0 mL，用蒸馏水稀释至刻度，充分摇匀，放置 15 min，用分光光度计，在 510 nm 波长处测定吸光度，填写数据于表 3-15 中。以吸光度为纵坐标，浓度为横坐标，绘制标准曲线。

3. 试样测定

精密量取芦丁试样溶液 3.0 mL，置于 10 mL 容量瓶中，按标准曲线制备项下自"各加 30% 乙醇使总体积为 5.0 mL"起，依法操作直至测定出试样的吸光度，填写数据于表 3-15 中。

【实验数据及处理】

表 3-15 标准曲线法测定芦丁含量的数据

样品	1	2	3	4	5	6	芦丁试样
A							

【注意事项】

1. 显色剂的加入顺序应严格按照规定进行，否则易造成较大误差。
2. 芦丁的显色反应较慢，故每加一种试剂应充分振摇，以利反应完全。

【思考题】

显色反应的影响因素有哪些？

实验 2-16 配位化合物的组成及其稳定常数的测定

【实验目的】

1. 掌握用等摩尔连续递变法测定配合物的组成及其稳定常数的基本原理和方法。
2. 掌握分光光度计的使用。

【实验原理】

根据朗伯-比尔（Lambert-Beer）定律：

$$A = \varepsilon b c \tag{3-12}$$

式中，A 为吸光度；ε 为摩尔吸光系数，在溶质、溶剂和波长一定时，ε 为常数；c 为样品浓度，$mol \cdot L^{-1}$；b 为溶液厚度，cm。

从式(3-12)可知：在一定波长下，ε 和 b 为定值时，吸光度 A 与溶液浓度 c 成正比。此时如选择适宜的吸光波长，使其既对被测物有最大的吸收，又使溶液中的其他物质干扰最小，在此工作波长下测出一系列不同浓度溶液的吸光度，作出 A-c 曲线，在测定未知浓度物质的吸光度 A 后，即能从 A-c 曲线上求得相应浓度值。

对配合物 ML_n，在溶液中存在着配合及解离反应，其反应式为：

$$M + nL \rightleftharpoons ML_n$$

达到平衡时，

$$K_稳 = \frac{[ML_n]}{[M][L]^n} \tag{3-13}$$

式中，$K_稳$ 为配合物稳定常数；[M] 为达平衡时溶液中金属离子浓度，$mol \cdot L^{-1}$；[L] 为达平衡时溶液中金属离子浓度，$mol \cdot L^{-1}$；$[ML_n]$ 为平衡时配合物浓度，$mol \cdot L^{-1}$；n 为配合物的配位数。

在[M]+[L]为一定值的条件下，改变 [M] 和 [L]，则当[L]/[M]=n 时，配合物浓度可达最大值，也即

$$\frac{d[ML_n]}{d[M]} = 0 \tag{3-14}$$

配合物的形成常伴有明显的颜色变化。如果在可见光的某个波长区域，对配合物 ML_n 有很强的吸收，而金属离子和配体几乎不吸收，则可用前述的分光光度法原理来测定配合物组成及其稳定常数。

1. 用等摩尔连续递变法测定配合物组成

等摩尔连续递变法为一种基本的物理化学分析方法。其原理为：配制一系列的溶液，使得金属离子和配体的总的物质的量不变，依次改变两个组分的摩尔分数，则这一系列溶液称为等摩尔系列溶液。测定这一系列溶液吸光度（A）的变化，再作吸光度-组成图（A-x 图），即可如式(3-14)，从曲线中的极大点求得配合物的组成。

为实验方便起见，操作时常取相同物质的量浓度的金属离子溶液和配体溶液，维持总体积不变，按金属离子和配体不同的体积比配制一系列溶液，则体积比也相当于摩尔分数。假定 A 在极大值时配体 L 的摩尔分数 x_L，则

$$x_L = \frac{V_L}{V_L + V_M}$$

因此，金属离子的摩尔分数为

$$x_M = 1 - x_L$$

故配位数为：
$$n = x_L/x_M = x_L/(1-x_L) \tag{3-15}$$

由于在选定的工作波长下，金属离子和配体仍存在着一定程度的吸收，故会得到如图 3-9 所示的吸光度-组成（A-x_L）曲线图，连接[M]=0 及[L]=0 两点的直线 MN，则直线上所表示的不同组成的吸光度值可认为是由于金属离子和配体的吸收所引起的。因此，校正后该溶液组成下配合物浓度的吸光度值 ΔA 应为实验所得到的吸光度值 A 减去相应组成直线上的吸光度值 A_0，即 $\Delta A = A - A_0$。然后再作 ΔA-x_L 曲线，即可从曲线极大点求得配合物的实际组成，如图 3-10 所示。

2. 配合物稳定常数的测定

在测定配合物的组成后，可根据下述方法求算配合物的稳定常数。设开始时金属离子和配体的浓度分别用 a、b 表示，达到平衡时配合物的浓度为 x，因此有：

$$K_稳 = \frac{x}{(a-x)(b-nx)^n} \tag{3-16}$$

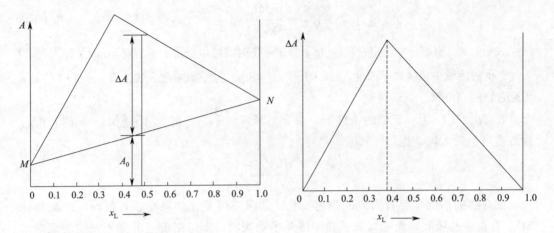

图 3-9 校正前的吸光度-组成曲线　　　　图 3-10 校正后的吸光度-组成曲线

由于吸光度已校正，故可认为溶液的吸光度与配合物的浓度成正比。配制两组金属离子和配体总的物质的量不同的系列溶液，在同一个坐标图上分别作两组溶液的吸光度-组成图，可得两条曲线 Ⅰ 和 Ⅱ，在这两条曲线上找出吸光度相同的两点，如图 3-11 所示：过纵轴上的任一点作横轴的平行线，交两曲线于 C、D 两点，此两点所对应的溶液的配合物 ML_n 浓度应相同。现设对应于 C、D 两点溶液中的金属离子和配体的浓度分别为 a_1、b_1 和 a_2、b_2，则从式(3-16)可得

$$K_\text{稳}=\frac{x}{(a_1-x)(b_1-nx)^n}=\frac{x}{(a_2-x)(b_2-nx)^n} \tag{3-17}$$

解方程式(3-17)，可求得 x，然后由式(3-16)可计算配合物的稳定常数 $K_\text{稳}$。

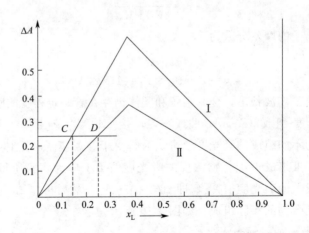

图 3-11 两组系列溶液的校正后的吸光度-组成曲线

【仪器与试剂】

仪器：722S 型分光光度计，量筒（250 mL，1 个），容量瓶（50 mL，12 个），移液管（10 mL，3 支）等。

试剂：硫酸铁铵溶液（0.005 mol·L^{-1}），磺基水杨酸溶液（0.005 mol·L^{-1}），配体，HCl 溶液（0.05 mol·L^{-1}）等。

【实验步骤】

1. 配制第一组待测溶液样品

学习了解 722S 型分光光度计的工作原理以及使用方法。按表 3-16 配制 11 个待测溶液样品（先加入 HCl 溶液，再加入 Fe^{3+}，最后加入磺基水杨酸溶液），加蒸馏水稀释至 50.00 mL。

表 3-16　第一组待测溶液样品的配制

编号	1	2	3	4	5	6	7	8	9	10	11
0.005 mol·L^{-1} 硫酸铁铵溶液/mL	0.00	1.00	2.00	3.00	4.00	5.00	6.00	7.00	8.00	9.00	10.00
0.005 mol·L^{-1} 磺基水杨酸溶液/mL	10.00	9.00	8.00	7.00	6.00	5.00	4.00	3.00	2.00	1.00	0.00
0.05 mol·L^{-1} HCl 溶液/mL	10.00											

2. 配制第二组待测溶液样品

再按照表 3-16 配制第二组浓度的溶液，从 1 号瓶移取 25.00 mL 到 50.00 mL 容量瓶，补加 HCl 溶液 5 mL，再加水定容到 50.00 mL，以此类推，配制第二组 11 个待测溶液。

3. 测定配合物的最大吸收波长 λ_{max}

以蒸馏水为空白试剂，采用 6 号样品测定，从波长 460 nm 开始到波长 560 nm 为止，每隔 10 nm 测定一次吸光度 A 值（其中 490～520 nm 每隔 5 nm 记录一次），绘制该溶液的吸收曲线，吸收曲线的最大吸收峰所对的波长即为 λ_{max}。吸收曲线在此波长下 1 号和 11 号吸光度应该接近于 0。

4. 配合物的稳定常数的测定

在工作波长 λ_{max} 下，依次测定所配制的两组不同浓度溶液吸光度 A 值，并记录数据于表 3-17 中。

【实验数据及处理】

1. 将实验中测得的数据记录于表 3-17 中。

表 3-17　配合物组成测定数据

室温____℃　大气压____Pa

样品编号	1	2	3	4	5	6	7	8	9	10	11
吸光度 A（第一组）											
吸光度 A（第二组）											
λ_{max}(nm)：						配位数 n：					

2. 绘制两组溶液的吸光度-组成曲线。

3. 若在工作波长下对金属离子和配体的吸收不完全为零,则需按前述方法进行校正,作两组溶液校正后的吸光度-组成图,求出配位数 n。将所测实验数据填入表 3-17 中。

4. 从两组溶液校正后的吸光度-组成图中找出两组溶液中有相同吸光度的两点分别对应的溶液组成 a_1、b_1 和 a_2、b_2。从式(3-17)求得 x 值,并进一步计算 $K_{稳}$。

5. 根据 $\Delta_r G_m^\ominus = -RT\ln K_{稳}^\ominus$,计算配合反应的标准吉布斯能变化。

【注意事项】

1. 由于溶液的 pH 对配合物组成有影响,故配制溶液时要注意添加 HCl 溶液。

2. 更换溶液测吸光度时,比色皿应用蒸馏水冲洗干净并用待测溶液荡洗 2~3 次。

3. 实验中应正确使用分光光度计,注意调零,即调整 0 和满度(100%)的位置。每更换一次波长,都需要调零。

4. 本实验也可采用如下试剂:0.005 mol·L^{-1} 硫酸铁胺溶液;0.005 mol·L^{-1} 试钛灵(1,2-二羟基苯-3,5-二磺酸钠)溶液;pH 为 4.6 的 HAc-NH$_4$Ac 缓冲溶液。

【思考题】

1. 在工作波长下,除配合物 ML$_n$ 之外,金属离子和配体如仍有一定程度的吸收,应如何校正?

2. 为什么只有在维持物质的总量不变时,改变金属离子和配体的摩尔比,使其摩尔分数之比 $x_L/x_M = n$ 时,配合物的浓度最大?

3. 为什么同一坐标纸上的两条曲线上吸光度相同的两点所对应的配合物浓度相同?

实验 2-17 电解质解离平衡常数的测定

【实验目的】

1. 用电导法测定电解质的解离平衡常数。
2. 掌握电导率仪的正确使用方法。

【实验原理】

电导率仪法测定溶液电导率是以电阻分压原理为基础的不平衡测量法。常用的仪器为 DDS-307A 型电导率仪。

用电导法测定 MA 型电解质解离平衡常数的基本公式为式(3-18),这里以 HAc 为例,即

$$K_c^\ominus = \frac{\dfrac{c}{c^\ominus}\Lambda_m^2}{\Lambda_m^\infty(\Lambda_m^\infty - \Lambda_m)} \tag{3-18}$$

式中,Λ_m 可由下式求出:

$$\Lambda_m = \kappa/c \quad (c \text{ 的浓度为 mol} \cdot \text{m}^{-3}) \tag{3-19}$$

Λ_m^∞ 可由式(3-20)离子独立运动定律算出：

$$\begin{aligned}
\Lambda_m^\infty &= \nu_+ \Lambda_{m,+}^\infty + \nu_- \Lambda_{m,-}^\infty \\
\Lambda_m^\infty(\text{HAc}) &= \Lambda_m^\infty(\text{H}^+) + \Lambda_m^\infty(\text{Ac}^-) \\
&= (349.8 + 40.9) \times 10^{-4}\,\text{S} \cdot \text{m}^2 \cdot \text{mol}^{-1} \\
&= 390.7 \times 10^{-4}\,\text{S} \cdot \text{m}^2 \cdot \text{mol}^{-1}
\end{aligned} \tag{3-20}$$

在 25 ℃时，$\Lambda_m^\infty(\text{HAc}) = 390.7 \times 10^{-4}\,\text{S} \cdot \text{m}^2 \cdot \text{mol}^{-1}$。

因此，只要实验测出电解质溶液的电导率 κ，就可以求出电解质的 Λ_m 和 $K_c^\ominus$。

将电解质溶液放入两平行电极之间，若两电极的面积均为 A，距离为 l，这时中间溶液的电导为

$$G = \kappa \frac{A}{l} = \frac{\kappa}{K_{\text{cell}}} \tag{3-21}$$

其中，$K_{\text{cell}} = \dfrac{l}{A}$，对于一定的电导池为常数，称为电导池常数，单位为 m^{-1}。

对于难溶强电解质而言，在水中溶解度很小，其饱和溶液可以视作无限稀释，因此溶液的摩尔电导率可以用无限稀释摩尔电导率代替，即 $\Lambda_m = \Lambda_m^\infty$。又由于溶液极稀，水对溶液电导率的贡献不可忽略，必须将其减去才是难溶盐的电导率，即 $\kappa(\text{盐}) = \kappa(\text{溶液}) - \kappa(\text{水})$。因此，难溶盐的饱和溶液浓度的计算公式为

$$c(\text{饱和}) = \frac{\kappa(\text{溶液}) - \kappa(\text{水})}{\Lambda_m} = \frac{\kappa(\text{溶液}) - \kappa(\text{水})}{\Lambda_m^\infty} \tag{3-22}$$

然后，由饱和溶液的浓度可进一步计算难溶盐的标准溶度积常数 $K_{\text{sp}}^\ominus$。例如求算 25 ℃ BaSO_4 饱和溶液的标准溶度积常数 $K_{\text{sp}}^\ominus$ 公式如下：

$$K_{\text{sp}}^\ominus(\text{BaSO}_4) = \left[\frac{\dfrac{\kappa(\text{BaSO}_4) - \kappa(\text{H}_2\text{O})}{\Lambda_m^\infty(\text{BaSO}_4)}}{c^\ominus}\right]^2 = \left[\frac{\kappa(\text{BaSO}_4) - \kappa(\text{H}_2\text{O})}{(127.28 + 160.0) \times 10^{-4}}\right]^2 = \left[\frac{\kappa(\text{BaSO}_4) - \kappa(\text{H}_2\text{O})}{287.28 \times 10^{-4}}\right]^2 \tag{3-23}$$

式中，电导率 κ 的单位是 $\text{S} \cdot \text{m}^{-1}$。

【仪器与试剂】

仪器：DDS-307A 电导率仪（1 台），超级恒温水浴（1 套），移液管（25 mL，1 支），烧杯（100 mL，6 个），洗耳球（1 个），容量瓶（50 mL、100 mL，各 1 个）等。

试剂：KCl 溶液（$0.01\,\text{mol} \cdot \text{L}^{-1}$），HAc 溶液（$0.1000\,\text{mol} \cdot \text{L}^{-1}$），$\text{BaSO}_4$ 饱和溶液，重蒸馏水等。

【实验步骤】

(1) 用逐步稀释法配制 $0.0500\,\text{mol} \cdot \text{L}^{-1}$、$0.0250\,\text{mol} \cdot \text{L}^{-1}$ 的 HAc 溶液。

(2) 调节恒温水浴至 25.00 ℃±0.01 ℃，将待测溶液置于恒温水浴中恒温。

(3) 按要求调整好电导率仪。

（4）用已恒温好的 0.0100 mol·L^{-1} KCl 溶液测电极常数。方法如下：先将"高低周"档开关扳至"高周"档，将量程开关扳至 10^3 红线处，再将"测量""校正"开关扳至"测量"位置。然后，把电极常数旋钮调至"1.0"处，再调节调整器使红字读数指在 25 ℃ 时 0.0100 mol·L^{-1} KCl 溶液的电导率数值处（查表）。此时再把测量开关扳到"校正"位置，旋转电极常数旋钮，使电表指示于满度。则此时电极常数旋钮指示的读数，即为该电极的电极常数。

（5）用重蒸馏水充分清洗电导池和铂电极，然后在电导池中装入已在恒温水浴中恒温 15 min 的重蒸馏水。用电导率仪测量重蒸馏水的电导率 3 次，取平均值。

（6）依次用重蒸馏水、HAc 溶液荡洗电导池 3 次，向电导池内加入已恒温好的 HAc 溶液。用电导率仪从稀到浓依次测各浓度 HAc 溶液的电导率。每个样品测 3 次，取平均值。

（7）依次用重蒸馏水、BaSO$_4$ 溶液荡洗电导池 3 次，向电导池内加入已恒温好的 BaSO$_4$ 饱和溶液。用电导率仪测 BaSO$_4$ 饱和溶液的电导率，测 3 次取平均值。

（8）实验结束后，切断电源，停止恒温，取出电导池，洗涤电极，然后将电极浸泡在重蒸馏水中待用。

【实验数据及处理】

将实验中测得的数据记录并进行处理，结果填入表 3-18 中。

表 3-18 电导率仪法测电导率数据

实验温度_____ ℃　大气压____ kPa　电导池常数_____ m^{-1}

溶液	$\kappa_{测}$/S·m^{-1}	$\kappa_{平}$/S·m^{-1}	Λ_m/S·m^2·mol^{-1}	α	$K_c^{\ominus}$	$K_c^{\ominus}$ 平均
H$_2$O(重蒸馏)						
HAc (0.0250 mol/L)						
HAc (0.0500 mol·L^{-1})						
HAc (0.1000 mol·L^{-1})						
BaSO$_4$ (饱和)						

其中，弱电解质的解离度与摩尔电导的关系为：$\alpha = \Lambda_m / \Lambda_m^{\infty}$。

【注意事项】

1. HAc 溶液的浓度一定要配制准确。
2. 电导的引线不能潮湿，否则将测不准。
3. 测量重蒸馏水时要迅速，否则电导率会变化很快，因空气中 CO_2 溶入水中，导致水中生成碳酸根离子，从而影响结果。
4. 使用铂电极时不可以发生碰撞。用蒸馏水冲洗电极时不可以直接冲击铂黑片。
5. 盛被测溶液的容器必须清洁，无电解质离子沾污。

【思考题】

1. 韦斯顿电桥法和电导率仪测电导率有什么不同？
2. DDS-307A 型电导率仪使用的是直流电源还是交流电源？

实验 2-18　蔗糖水解反应速率常数的测定

【实验目的】

1. 用旋光法测定蔗糖在酸存在下的水解速率常数。
2. 掌握旋光仪的基本工作原理与使用方法。

【实验原理】

蔗糖水溶液在有氢离子存在时将发生水解反应：

$$C_{12}H_{22}O_{11}(蔗糖) + H_2O \xrightarrow{H^+} C_6H_{12}O_6(葡萄糖) + C_6H_{12}O_6(果糖)$$

此反应本应为二级反应。在水中此反应的速率极慢，通常需要在 H^+ 的催化作用下进行。由于反应过程中，体系存在着大量的水，因此，虽有少数水参加反应，但仍可近似地认为反应过程中水的浓度不变。且 H^+ 作为催化剂，其浓度也不随时间而变。因此，蔗糖水解反应可看作是准一级反应，具有一级反应的动力学特征。

一级反应的动力学方程可由下式表示：

$$\ln c = -kt + \ln c_0 \tag{3-24}$$

式中，c 为反应至时间 t 时反应物的浓度，$mol \cdot L^{-1}$；k 为反应的速率常数，min^{-1}；c_0 为反应物的初始浓度，$mol \cdot L^{-1}$；t 是反应时间，min。

当 $c = c_0/2$ 时，时间 t 可用反应的半衰期 $t_{1/2}$ 表示

$$t_{1/2} = \frac{\ln 2}{k} = \frac{0.693}{k} \tag{3-25}$$

从式(3-24)不难看出，在不同反应时间测定反应物相应的浓度，并以 $\ln c$ 对 t 作图，可得一条直线，由直线的斜率即可求得反应的速率常数 k。本实验采用物理法测定反应的速率常数。由于蔗糖及其水解产物都具有旋光性，旋光方向、能力不同，因此可利用反应过程中体系旋光度的变化来度量反应的进程。

测量旋光度所用的仪器为旋光仪，有目测式和自动式两种。所谓旋光度，是指一束

偏振光通过有旋光性物质的溶液时，使偏振光振动面旋转某一角度的性质。其旋转角度称为旋光度（α）。使偏振光顺时针旋转的物质称为右旋物质，α为正值；反之，则为左旋物质，α为负值。通常用比旋光度$[\alpha]_D^{20}$溶液来比较各种物质的旋光能力。

$$[\alpha]_D^{20} = \frac{\alpha}{lc} \tag{3-26}$$

式中，20表示实验温度为20 ℃；D为钠灯光源D线的波长；α为实测旋光度；l为液层厚度（样品管长度）；c为浓度。

在蔗糖水解实验中，蔗糖、葡萄糖和果糖的比旋光度分别为：

$$[\alpha_{蔗}]_D^{20} = 66.6° \quad [\alpha_{葡}]_D^{20} = 52.5° \quad [\alpha_{果}]_D^{20} = -91.9°$$

随着蔗糖水解反应的进行，反应系统的旋光度将由右旋逐步变为左旋，直至蔗糖完全水解，此时左旋角度达到最大值α_∞。本实验中，可以直接用旋光度来表示水解反应的速率方程，推导过程如下所述。

旋光度的大小与溶液中所含旋光物质的旋光能力、溶剂性质、溶液浓度、样品管长度、温度、波长等有关。由式(3-26)可知，当所有非浓度条件均固定时，旋光度α与旋光性物质的浓度c呈正比，即

$$\alpha = Kc \tag{3-27}$$

式中，旋光系数K是与物质旋光能力、溶剂性质、样品管长度、光源波长、温度等有关的常数。

将反应开始、反应t时、反应结束时的旋光度分别记为α_0、α_t和α_∞，则

$$\alpha_0 = K_{蔗} c_0 \quad (t=0,\text{蔗糖尚未水解}) \tag{3-28}$$

$$\alpha_t = K_{蔗} c + K_{葡}(c_0-c) + K_{果}(c_0-c) \tag{3-29}$$

$$\alpha_\infty = K_{葡} c_0 + K_{果} c_0 \quad (t=\infty,\text{蔗糖完全水解}) \tag{3-30}$$

式(3-27)、式(3-28)和式(3-29)中，$K_{蔗}$、$K_{葡}$和$K_{果}$分别为蔗糖、葡萄糖和果糖的旋光系数。

由式(3-28)、式(3-29)、式(3-30)联立可得：

$$c_0 = (\alpha_0 - \alpha_\infty)/(K_{蔗} - K_{葡} - K_{果}) \tag{3-31}$$

$$c = (\alpha_t - \alpha_\infty)/(K_{蔗} - K_{葡} - K_{果}) \tag{3-32}$$

将式(3-31)、式(3-32)代入式(3-24)，可得

$$\ln(\alpha_t - \alpha_\infty) = -kt + \ln(\alpha_0 - \alpha_\infty) \tag{3-33}$$

由式(3-33)可见，$\ln(\alpha_t - \alpha_\infty)$与$t$呈线性关系。因此，可以利用作图法和最小二乘法均可求得反应的速率常数k。

此外，利用旋光度测定蔗糖水解速率常数的方法还有以下两种：

① 直接测得一系列t时的旋光度α_t和反应结束时的旋光度α_∞，代入式(3-33)作图，根据直线的斜率求出k。

通常用两种方法测定α_∞：一是将反应液放置48 h以上，待反应完全后测α_∞；二是将反应液置于60 ℃的水浴中加热30 min，通过升温加速水解反应，待反应充分后，将样品冷却至室温，测定其旋光度，即为α_∞。

② 也可以用古根亥姆（Guggenheim）法计算k值。利用此方法不必测定α_∞，这

就大大地节约了时间且避免了副反应的干扰。

根据式(3-33)可知，反应 t 时，有

$$\alpha_t - \alpha_\infty = (\alpha_0 - \alpha_\infty)e^{-kt} \tag{3-34}$$

反应 $t + \Delta t$ 时，有

$$\alpha_{t+\Delta t} - \alpha_\infty = (\alpha_0 - \alpha_\infty)e^{-k(t+\Delta t)} \tag{3-35}$$

式(3-34)减去式(3-35)，得

$$\alpha_t - \alpha_{t+\Delta t} = (\alpha_0 - \alpha_\infty)(1 - e^{-k\Delta t})e^{-kt}$$

将上式取对数，得

$$\ln(\alpha_t - \alpha_{t+\Delta t}) = -kt + \ln[(\alpha_0 - \alpha_\infty)(1 - e^{-k\Delta t})] \tag{3-36}$$

其中，Δt 为测量的时间间隔。若 Δt 取固定值，则式(3-36)中，则 $\ln[(\alpha_0 - \alpha_\infty)(1 - e^{-k\Delta t})]$ 为常数，以 $\ln(\alpha_t - \alpha_{t+\Delta t})$ 对 t 作图，可得一条直线，直线斜率的负值即为反应的速率常数。Δt 不能太小，一般取半衰期的 2~3 倍，或反应接近完成时间的一半，否则此法求得的 k 值会有较大的误差。例如可以采取 $\Delta t = 30$ min，每隔 5 min 取一次读数。

【仪器与试剂】

仪器：目测旋光仪（1 台），超级恒温水浴（1 台），锥形瓶（100 mL，2 个），锥形瓶（150 mL，1 个），移液管（25 mL，2 支），秒表等。

试剂：HCl 溶液（4.00 mol·L^{-1}，冬季）或 HCl 溶液（2.00 mol·L^{-1}，夏季），蔗糖（A.R.）等。

【实验步骤】

1. 旋光仪零点的校正

接通电源，打开旋光仪电源开关及其直流开关，点亮钠光灯，预热 5~10 min 至钠光灯发光正常。在洗净的旋光管内注满蒸馏水至液面凸起，取玻璃片沿管口水平推入盖好，旋好螺帽，勿使其漏水或有气泡。用滤纸或干布将旋光管擦净，放入旋光仪内，注意标记旋光管的放置方向，若管内有小气泡，应将气泡赶到凸颈处。调节目镜使视野清晰，再旋转偏镜所连接的刻度盘至观察到的三分视界消失、明暗度相等为止。记下检偏镜的旋光度 α，重复测量 3 次，取平均值。此平均值即为旋光仪的零点，可用来校正旋光仪的系统误差。

$$\alpha_\text{校正} = \alpha_\text{测量} - \alpha_\text{零点} \tag{3-37}$$

2. α_t 的测定

将恒温水浴调节到所需反应温度（室温以上，40 ℃ 以下）。称取 20 g 蔗糖放入锥形瓶中，加入 100 mL 蒸馏水，使蔗糖完全溶解，若溶液混浊，则需过滤。用移液管吸取蔗糖溶液 25 mL，注入预先清洁干燥的 100 mL 锥形瓶内并加塞。用另一移液管吸取 25 mL 4.00 mol·L^{-1} HCl 溶液（冬季）或 2.00 mol·L^{-1} HCl 溶液（夏季），放入另一个 100 mL 锥形瓶内并加塞。将两只锥形瓶一起置于恒温水浴内恒温 15 min 以上，然后取出两只锥形瓶，擦干瓶外壁上的水珠，将 HCl 溶液倒入盛有蔗糖溶液的锥形瓶

中，倒入一半时开始计时，作为反应的起始时间。

将样品混合均匀后，立即用少量反应液荡洗旋光管 2～3 次，然后将反应液装满旋光管，旋上套盖，注意检查是否漏液及有气泡。将旋光管擦净后，按标记方向放入旋光仪内，盖好槽盖。测量不同时间体系的旋光度，第一个数据要求在反应开始后 1～2 min 内进行测定。在反应开始后 15 min 以内每 2 min 测一次。15～30 min 内，每 3 min 测一次，测定 6 次后，每 10 min 测一次，直到旋光度为负值为止（时间总计至少 1 h）。

若用 Guggenheim 法，反应 5 min 后读取第一个数值，此后每隔 5 min 记录一次旋光度，直到旋光度为负值为止（时间总计至少 1 h）。

3. α_∞ 的测定

将剩余的蔗糖和 HCl 溶液的混合液在实验开始时即置于 50～60 ℃ 的水浴内加热，使其加速反应至完全。然后将其冷却至实验温度，并取少量溶液振荡旋光管，随后装满溶液，测其旋光度即为 α_∞ 值。若用 Guggenheim 法，则不需要测定 α_∞ 值。

【实验数据及处理】

1. 将实验所测数据记录并进行处理，结果填入表 3-19 中。

表 3-19 利用旋光度测定蔗糖反应速率常数

实验温度_____ ℃ HCl 浓度_____ mol·L^{-1}

目测旋光仪法			
t/min	α_t	$\alpha_t - \alpha_\infty$	$\ln(\alpha_t - \alpha_\infty)$

$\alpha_\infty =$

2. 作图法求反应的速率常数：以 $\ln(\alpha_t - \alpha_\infty)$ 对 t 作图，可得一条直线，直线的斜率即为反应的速率常数，据式(3-25)即得水解反应的半衰期 $t_{1/2}$。

3. 最小二乘法求反应的速率常数：由式(3-33)可知 $\ln(\alpha_t - \alpha_\infty)$ 与 t 呈线性关系，因本实验数据较多，故可用最小二乘法进行统计分析，求出回归直线的斜率 m 和截距 b，得回归方程：

$$\ln(\alpha_t - \alpha_\infty) = mt + b \qquad (3-38)$$

式中，$m = -k$，$b = \ln(\alpha_0 - \alpha_\infty)$。

4. Guggenheim 法测定蔗糖反应速率常数的数据填入表 3-20 中。

表 3-20 利用旋光度测定蔗糖反应速率常数（Guggenheim 法）

实验温度_____ ℃ HCl 浓度_____ mol·L^{-1}

t/min	α_t	$(t+\Delta t)$/min	$\alpha_{t+\Delta t}$	$\alpha_t - \alpha_{t+\Delta t}$	$\ln(\alpha_t - \alpha_{t+\Delta t})$
5		35			
10		40			

续表

t/min	α_t	$(t+\Delta t)/\text{min}$	$\alpha_{t+\Delta t}$	$\alpha_t - \alpha_{t+\Delta t}$	$\ln(\alpha_t - \alpha_{t+\Delta t})$
15		45			
20		50			
25		55			
30		60			
…		…			

然后，以 $\ln(\alpha_t - \alpha_{t+\Delta t})$ 为纵坐标，t 为横坐标作图，根据斜率求出速率常数 k。

【注意事项】

1. 旋光仪恒温夹应事先与恒温水浴连接，并打开恒温水浴水泵，使恒温水在旋光仪恒温夹套内循环 20 min 后方可测量 α_t 数值。

2. 若旋光仪不带有恒温夹套，测定时尽量使恒温温度与室温接近，每次读数后将旋光管取出放入恒温水浴中，临测定前再将旋光管从恒温水浴中取出并放入旋光仪光槽中。并且相应减小 HCl 溶液的浓度，使两次测定间隔延长，这样可减小测量误差。

3. 酸会腐蚀金属，故实验结束后，必须用水洗净旋光管并将仪器擦干。

4. 旋光管中不能有气泡。装样品时，旋光管螺帽不宜旋得过紧，以免产生应力，影响读数。

5. 测量 α_∞ 时，水浴温度不应高于 60 ℃，否则将产生蔗糖的脱水反应，使反应液变质。

【思考题】

1. 本实验是否一定要校正旋光仪的零点，为什么？

2. 配制蔗糖溶液时，浓度是否需要非常精确，为什么？

3. 反应开始时，可否将蔗糖溶液加到盐酸溶液中，为什么？

4. 本实验能否以测定第一个数据的读数时间为 $t=0$ 的时间？测第一个数据的读数时间早些或者晚些对实验结果有无影响？

实验 2-19 乙酸乙酯皂化反应速率常数及活化能的测定

【实验目的】

1. 掌握电导法测定乙酸乙酯皂化反应速率常数及其反应活化能的原理与方法。
2. 了解二级反应的动力学特征。

【实验原理】

乙酸乙酯与碱作用成皂，是一个典型的二级反应，其反应为：

$$CH_3COOC_2H_5 + NaOH \longrightarrow CH_3COONa + C_2H_5OH$$

设反应物乙酸乙酯和氢氧化钠的起始浓度相同，用 a 表示，反应进行到时间 t 时，

生成物浓度为 x，则此二级反应的速率方程为：

$$dx/dt = k(a-x)^2 \tag{3-39}$$

将上式积分得

$$k = \frac{1}{t} \cdot \frac{x}{a(a-x)} \tag{3-40}$$

只要测出反应进程中任一时间 t 所对应的浓度 x 值，将 a、x 和 t 代入式(3-40)即可求出反应的速率常数 k，也可将 $\frac{x}{a-x}$ 对 t 作图，根据其直线的斜率可求得 k 值。

在不同温度下进行实验，求出不同温度下反应的速率常数 k_T，再将代入阿仑尼乌斯公式

$$\ln \frac{k_2}{k_1} = \frac{E}{R} \cdot \frac{T_2 - T_1}{T_1 T_2} \tag{3-41}$$

即可得反应的活化能。

反应体系内各物质的浓度随时间而变。测定物质浓度的方法有多种，本实验通过测定反应体系的电导率换算出溶液的浓度。

对于乙酸乙酯的皂化反应，乙酸乙酯和乙醇的电导率很小，故其浓度的变化对体系电导率的影响可不予考虑。体系电导率的变化主要决定于 CH_3COO^- 和 OH^- 在体系中浓度的改变。因作为反应物的 OH^- 的离子电导率远大于生成物 CH_3COO^- 的离子电导率，故随着反应的进行，OH^- 浓度不断减少，溶液的电导率随之不断地下降。又因为在稀溶液中，每种强电解质的电导率与其浓度成正比，且溶液的总电导率等于组成溶液的各电解质的电导率的和。因此可得：

$$\kappa_0 = K_1 a \tag{3-42}$$

$$\kappa_\infty = K_2 a \tag{3-43}$$

$$\kappa_t = K_1(a-x) + K_2 x \tag{3-44}$$

式中，K_1、K_2 为比例常数，与温度、溶剂、电解质有关；κ_0 为反应开始时溶液（NaOH）的电导率；κ_∞ 为反应终了时溶液（NaAc）的电导率；κ_t 为 t 时溶液的总电导率。

由上三式可得：

$$x = \frac{\kappa_0 - \kappa_t}{\kappa_0 - \kappa_\infty} \cdot a \tag{3-45}$$

再将式(3-45)代入式(3-40)，得：

$$k = \frac{1}{ta} \cdot \frac{\kappa_0 - \kappa_t}{\kappa_0 - \kappa_\infty} \tag{3-46}$$

此式也可改写为：

$$\kappa_t = \frac{1}{ka} \cdot \frac{\kappa_0 - \kappa_t}{t} + \kappa_\infty \tag{3-47}$$

用 κ_t 对 $(\kappa_0 - \kappa_t)/t$ 作图为一条直线，其斜率为 $\frac{1}{ka}$，由此可求得反应的速率常数 k。

【仪器与试剂】

仪器：DDS-307A 电导率仪（1台），秒表（1块），超级恒温水浴（1套），双管皂化池（1套），DJS-1 型铂黑电极（1支），移液管（10 mL，2支），锥形瓶（250 mL，1个），洗耳球（1个）等。

试剂：重蒸馏水，乙酸乙酯（A.R.），NaOH（A.R.），乙酸钠（A.R.）等。

【实验步骤】

(1) 启动恒温水浴，调至所定实验温度。

(2) 按实验要求配制 0.01 mol·L^{-1} NaOH 溶液、0.02 mol·L^{-1} NaOH 溶液、0.01 mol·L^{-1} CH$_3$COONa 溶液、0.02 mol·L^{-1} CH$_3$COOC$_2$H$_5$ 溶液。

(3) 按要求调节电导率仪。

(4) κ_0、κ_∞ 的测量：向预先洗净、烘干的皂化池 A 管中加入约 10 mL 0.01 mol·L^{-1} 已恒温好的 0.01 mol·L^{-1} NaOH 溶液，再将铂黑电极用同样的 NaOH 溶液淋洗后，插入 A 管内，液面至少要高出铂黑片 10 mm，按图 3-12 所示组装皂化池，并将皂化池置于恒温水浴中，恒温约 10 min。然后测量溶液的电导率，每 2 min 读数 1 次，读 3 次。取平均值。此值即为反应体系的 κ_0。

由于实验过程不可能进行到 $t \rightarrow \infty$，且反应也并非完全不可逆，所以常用 0.01 mol·L^{-1} 的 CH$_3$COONa 水溶液的电导率作为 κ_∞。κ_∞ 的测量方法与 κ_0 的相同（注意更换电导池中的溶液时，要先用重蒸馏水淋洗电极和电导池，再用待测溶液淋洗 3 次以上）。

(5) κ_t 的测量：用重蒸馏水和 0.02 mol·L^{-1} NaOH 溶液分别淋洗电极和皂化池（A 管）2~3 次，将皂化池固定于恒温水浴中，然后用移液管吸取 10 mL 0.02 mol·L^{-1} NaOH 溶液注入 A 管，另用一支移液管吸取 10 mL 0.02 mol·L^{-1} CH$_3$COOC$_2$H$_5$ 溶液注入 B 管。按图 3-12 装好电极，恒温 10 min 后，用洗耳球通过皂化池 B 管橡胶塞上的小孔将乙酸乙酯溶液压入 A 管内，使其与 NaOH 溶液混合。当 CH$_3$COOC$_2$H$_5$ 溶液压入 A 管一半时，启动秒表，开始计时。B 管中溶液完全压入 A 管后，启动秒表，开始计时。B 管中溶液完全压入 A 管后，再挤压洗耳球 2~3 次，使 A 管内溶液混合均匀。测量反应体系的电导率，开始时，每 2 min 测一次电导率，20 min 后，每 5 min 测一次电导率，测定 1 h 左右后停止测量。

(6) 反应活化能的测定：按照上述操作步骤和方法，测定另一温度下反应的速率常数 k_2，由式(3-41)求其反应的活化能。

实验结束后，将电极用重蒸馏水洗净并插入装有重蒸馏水的大试管中。

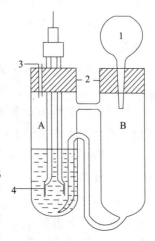

图 3-12 双管皂化池示意图
1—洗耳球；2—橡胶塞；
3—通气管；4—铂黑电极

【实验数据及处理】

1. 将实验结果记录于表 3-21 中。

2. 作 κ_t-t 图，在图中直线部分选 10 个 κ_t-t 数据，按表 3-21 要求进行数据处理并填入表中。

3. 用 κ_t-$(\kappa_0-\kappa_t)/t$ 作图，由图中直线的斜率求反应的速率常数 k。

4. 将不同温度下反应的速率常数代入式(3-41)，计算反应的活化能 E。

表 3-21 乙酸乙酯的皂化反应的数据记录及处理

室温_____℃　大气压_____kPa

$T_1 =$ ____ ℃		$\kappa_0 =$ _____ $\mu S \cdot cm^{-1}$		$\kappa_\infty =$ _____ $\mu S \cdot cm^{-1}$	
$t/\min$					
κ_t					
$\kappa_0 - \kappa_t$					
$(\kappa_0 - \kappa_t)/t$					
$T_2 =$ ____ ℃		$\kappa_0 =$ _____ $\mu S \cdot cm^{-1}$		$\kappa_\infty =$ _____ $\mu S \cdot cm^{-1}$	
$t/\min$					
κ_t					
$\kappa_0 - \kappa_t$					
$(\kappa_0 - \kappa_t)/t$					

【注意事项】

1. 在实验中最好用煮沸且置于密闭容器中的重蒸馏水，同时在配好的 NaOH 溶液瓶上装配碱石灰吸收管，以防止空气中的 CO_2 的溶入。

2. 为准确配制乙酸乙酯溶液，可采用如下方法：配制 100 mL 0.02 mol·L^{-1} 乙酸乙酯溶液，理论计算需要 0.176 g 乙酸乙酯（分析纯）。配制时，在 100 mL 容量瓶内加入少量重蒸馏水，准确称量其质量，再用小滴管滴入 5 滴乙酸乙酯，摇匀后称重。估算每一滴乙酸乙酯的质量。然后控制滴入乙酸乙酯的滴数，直至接近所需加入量为止，摇匀后再称重。最后小心滴加乙酸乙酯，每次少于一滴，第三次称重。乙酸乙酯加入量与理论计算之差不得大于 1 mg。

3. 用洗耳球压送 B 管中液体流入 A 管时，不要用力过猛，以防止 A 管内液体冲出或损坏皂化池。

4. 测量 κ_0 时，"校正"一步应将电极插入待测液中进行。先将"校正"开关拨向校正，然后打开电源开关，预热数分钟后，将高低周开关拨向高周，量程开关拨到 10^3 档红点处，校正完毕后进行测量。以后测 κ_t、κ_∞ 时，电导率仪不必再作调整。

5. 本实验也可以使用几只大试管来代替皂化池。

【思考题】

1. 本实验为何要在恒温条件下进行？

2. 怎样由实验结果验证乙酸乙酯皂化反应为二级反应？

3. 若乙酸乙酯与氢氧化钠的起始浓度不等时，应如何计算 k 值？

第三节 设计性实验

实验 3-1 用废旧易拉罐制备明矾

【实验目的】

1. 了解两性物质的一般特点。
2. 了解由单质到化合物的一般制备方法。
3. 熟悉明矾的制备方法。
4. 掌握溶解、过滤、结晶及沉淀的转移和洗涤等基本操作。

【实验提示】

明矾是传统的净水剂，一直以来都受到了人们的关注，但是近年来分析出明矾中的铝对人体有害，因此现在已经不再主张用明矾作为净水剂，但是它在食品改良剂和膨松剂等方面还是有一定的应用。

本实验通过废旧铝制品主要成分铝单质来合成明矾 $[KAl(SO_4)_2 \cdot 12H_2O]$。铝单质既能与酸反应，同时又能与碱反应。将其溶于浓氢氧化钠中，能生成可溶性的偏铝酸钠，再用稀 H_2SO_4 调节 pH，又可将其转化为氢氧化铝，氢氧化铝可溶于硫酸，生成硫酸铝。硫酸铝能与碱金属的硫酸盐（如硫酸钾）在水溶液中结合，生成复盐明矾 $[KAl(SO_4)_2 \cdot 12H_2O]$，而当溶液冷却后，溶解度较小的明矾会以晶体形式析出，而未反应完的其他化合物则大多数留在溶液中。

废旧铝可以来源于易拉罐、铝膜药品袋、铝箔等。请选择合适的铝源，并需要考虑废旧铝的前处理，如易拉罐上通常都有油漆和胶质。

本实验中需要用到浓度较高的酸和碱，反应较剧烈，在设计实验和查阅资料的时候，要充分考虑到安全问题以及高浓度酸碱废液的处理。

【可用的试剂】

废旧铝制品，砂纸，NaOH 溶液（2 mol·L^{-1}），H_2SO_4（9 mol·L^{-1}），K_2SO_4（固体），无水乙醇，$NaHCO_3$（固体）等。

实验 3-2 由鸡蛋壳制备葡萄糖酸钙

【实验目的】

1. 设计鸡蛋壳粉与葡萄糖酸一步法制备葡萄糖酸钙。
2. 开发鸡蛋壳在食品、药品中的应用。
3. 通过变废为宝，提高绿色环保意识和可持续发展的理念。

【实验提示】

钙是体内含量最大的无机物，是维持人体神经、肌肉、骨骼系统、细胞膜和毛细血管通透性正常功能所必需的。钙制剂在佝偻病、骨质疏松、高血压、糖尿病等疾病的治疗中均大量应用。葡萄糖酸钙作为一种补钙剂也被大量地应用于市场。

常规的煅烧法制备葡萄糖酸钙，实验步骤较烦琐，并且在煅烧过程所需温度超过1000 ℃，造成了能源的浪费。本实验避开鸡蛋壳高温煅烧为CaO的步骤，采用鸡蛋壳粉与葡萄糖酸直接反应一步制备葡萄糖酸钙。实验原理如下：

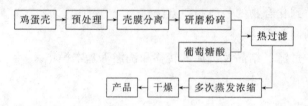

实验设计中应充分考虑鸡蛋壳粉的粒径，如果颗粒太大，反应则不充分。

【可用的试剂】

鸡蛋壳，葡萄糖酸。

实验 3-3　碱式碳酸铜的制备

【实验目的】

1. 碱式碳酸铜制备条件的探究和生成物颜色、状态的分析。

2. 研究反应物的合理配料比并确定制备反应适合的温度条件，以培养独立设计实验的能力。

【实验提示】

1. 由 $Na_2CO_3 \cdot 10H_2O$ 与 $CuSO_4 \cdot 5H_2O$ 反应制备

$CuSO_4$ 与 Na_2CO_3 反应的化学方程式为：

$$2CuSO_4 + 2Na_2CO_3 + H_2O == Cu_2(OH)_2CO_3 \downarrow + 2Na_2SO_4 + CO_2 \uparrow$$

碱式碳酸铜又名孔雀石，是一种名贵的矿物宝石。它是铜与空气中的氧气、二氧化碳和水等反应产生的物质，又称铜锈（铜绿）。在空气中加热会分解为氧化铜、水和二氧化碳。

2. 探索内容

（1）反应物溶液配制

配制 $0.5 \text{ mol} \cdot L^{-1}$ $CuSO_4$ 溶液和 $0.5 \text{ mol} \cdot L^{-1}$ Na_2CO_3 溶液各 50 mL（自行称量、计算、配制）。

（2）制备反应条件探究

① $CuSO_4$ 和 Na_2CO_3 溶液的合适配比探究：于四支试管内均加入 2.0 mL 0.5

mol·L^{-1} CuSO$_4$ 溶液,再分别取 0.5 mol·L^{-1} Na$_2$CO$_3$ 溶液 1.6 mL、2.0 mL、2.4 mL 及 2.8 mL 依次加入另外四支试管中。将八支试管放在 75 ℃水浴中。

几分钟后,依次将 CuSO$_4$ 溶液分别倒入装有 Na$_2$CO$_3$ 的四支试管中,振荡试管,比较各试管中沉淀生成的速度、沉淀量及颜色,从中得出两种反应物溶液以何种比例混合为最佳(各试管中沉淀的颜色为什么会有差别?估计何种颜色产物的碱式碳酸铜含量最高?若将 Na$_2$CO$_3$ 溶液倒入 CuSO$_4$ 溶液,其结果是否会有所影响)。

② 反应温度的探究:在三支试管中,各加入 2.0 mL 0.5 mol·L^{-1} CuSO$_4$ 溶液。另取三支试管,各加入由上述实验得到的合适用量的 0.5 mol·L^{-1} Na$_2$CO$_3$ 溶液。从这两列试管中各取一支,将它们分别置于室温、50 ℃、100 ℃的恒温水浴中,数分钟后将 CuSO$_4$ 溶液倒入 Na$_2$CO$_3$ 溶液中,振荡并观察现象,由实验结果确定制备反应的合适温度。

【可用的试剂】

CuSO$_4$ 溶液(0.5 mol·L^{-1}),Na$_2$CO$_3$ 溶液(0.5 mol·L^{-1})等。

实验 3-4 硝酸钾的制备和提纯

【实验目的】

1. 利用物质溶解度随温度变化的差别,设计用转化法制备硝酸钾。
2. 熟悉溶解、减压抽滤操作,练习用重结晶法提纯物质。

【实验提示】

本实验可以采用转化法由 NaNO$_3$ 和 KCl 来制备硝酸钾,其反应如下:

$$NaNO_3 + KCl \rightleftharpoons NaCl + KNO_3$$

该反应是可逆的,因此可以改变反应条件使反应向右进行。

表 3-22　KNO$_3$、KCl、NaNO$_3$、NaCl 在不同温度下的溶解度 (g/100 g 水)

温度/℃	0	10	20	30	40	60	80	100
KNO$_3$	13.3	20.9	31.6	45.8	63.9	110.0	169	246
KCl	27.6	31.0	34.0	37.0	40.0	45.5	51.1	56.7
NaNO$_3$	73	80	88	96	104	124	148	180
NaCl	35.7	35.8	36.0	36.3	36.6	37.3	38.4	39.8

由表 3-22 中的数据可以看出,反应体系中四种盐的溶解度在不同温度下的差别是非常显著的,氯化钠的溶解度随温度变化不大,而硝酸钾的溶解度随温度的升高却迅速增大。因此,将一定量的固体硝酸钠和氯化钾在较高温度溶解后加热浓缩时,由于氯化钠的溶解度增加很少,随着浓缩的进行,溶剂水逐渐减少,氯化钠晶体首先析出。而硝酸钾溶解度增加很多,达不到饱和,所以不析出。趁热减压抽滤,可除去氯化钠晶体。

然后将此滤液冷却至室温，硝酸钾因溶解度急剧下降而析出。过滤后可得含少量氯化钠等杂质的硝酸钾晶体。再经过重结晶提纯，可得硝酸钾纯品。硝酸钾产品中的杂质氯化钠可通过利用氯离子和银离子生成氯化银白色沉淀来检验。

【可用的试剂】

氯化钾，硝酸钠（工业级或试剂级），硝酸银（0.1 mol·L^{-1}）等。

实验 3-5 芬太尼合成方法探究

【实验目的】

1. 探究芬太尼的合成方法。
2. 掌握 Michael 加成和 Dieckmann 酯缩合反应的原理。

【实验提示】

芬太尼（fentanyl）的化学名为 N-[1-(2-苯乙基)-4-哌啶基]-N-苯基丙酰胺，它是通过作用于中枢神经系统而产生镇痛麻醉效果的阿片受体类药物，由于其具有效能高（为吗啡 188 倍）、起效快和持续时间短等特点，通常用于医疗上的麻醉和镇痛。

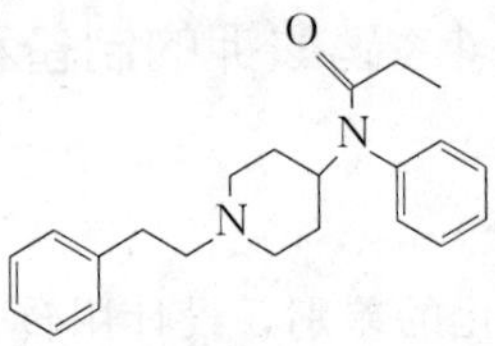

芬太尼

芬太尼于 20 世纪 60 年代被首次合成之后，一系列合成方法被相继报道。其中大多数采用 N 原子上带有易脱去基团的取代哌啶酮为起始原料，原料较复杂；在反应过程中，哌啶环 4 位苯胺酰化后，需要脱除 1 位 N 原子上原有保护基，然后引入苯乙基，增加了反应步骤。因此，该实验旨在探究路线简短、原料易得、操作简单的芬太尼合成方法。经过文献调研，我们选择以 β-苯乙胺为起始原料，经过 aza-Michael 加成、Dieckmann 酯缩合、还原胺化以及酰化 4 步反应合成芬太尼。具体反应步骤如下：

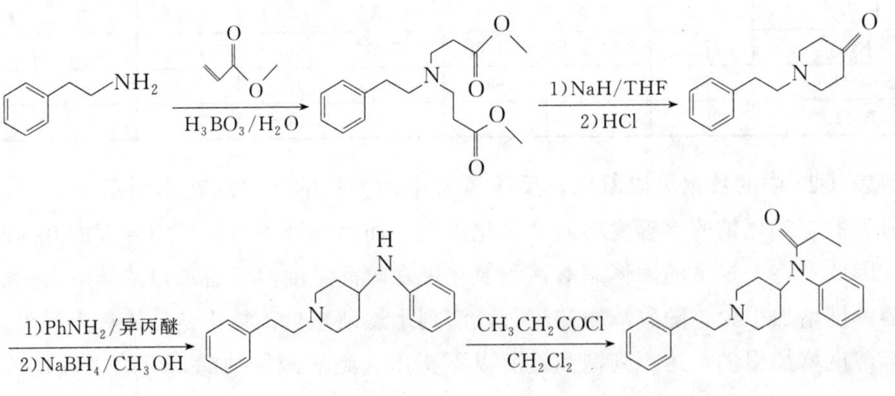

【可用的试剂】

丙烯酸甲酯，苯乙胺，硼酸，无水硫酸镁，氢化钠，四氢呋喃，浓盐酸，碳酸钠溶液，对甲苯磺酸，异丙醚，丙酰氯，三乙胺等。

实验 3-6 局部麻醉药苯佐卡因的合成

【实验目的】

1. 学习多步骤合成制备苯佐卡因的原理和方法。
2. 练习多步骤合成的实验操作技术。
3. 巩固回流、过滤和结晶等基本操作技术。

【实验提示】

苯佐卡因（benzocaine）是对氨基苯甲酸乙酯的俗称，可用作局部麻醉药（local anesthetics）或止痛药（pain killer）。

最早的局部麻醉药是从秘鲁野生的古柯灌木叶子中提取出来的生物碱古柯碱，又叫可卡因（cocaine）。1862 年，Niemann 首次分离出纯古柯碱，他发现古柯碱有苦味，且使舌头产生麻木感。1880 年，von Anrep 发现，皮下注射古柯碱后，可使皮肤麻木，连扎针也无感觉，进一步研究使人们逐渐认识到古柯碱的麻醉作用，并很快在牙科手术和外科手术中被用作局部麻醉剂。但古柯碱有严重的副作用，如：在眼科手术中会使瞳孔放大；容易上瘾；对中枢神经系统也有危险的作用等。

在弄清了古柯碱的结构和药理作用之后，人们开始寻找它的代用品，苯佐卡因就是其中之一。

苯佐卡因有多种合成方法。若以对硝基甲苯为原料可有三种不同合成路线：

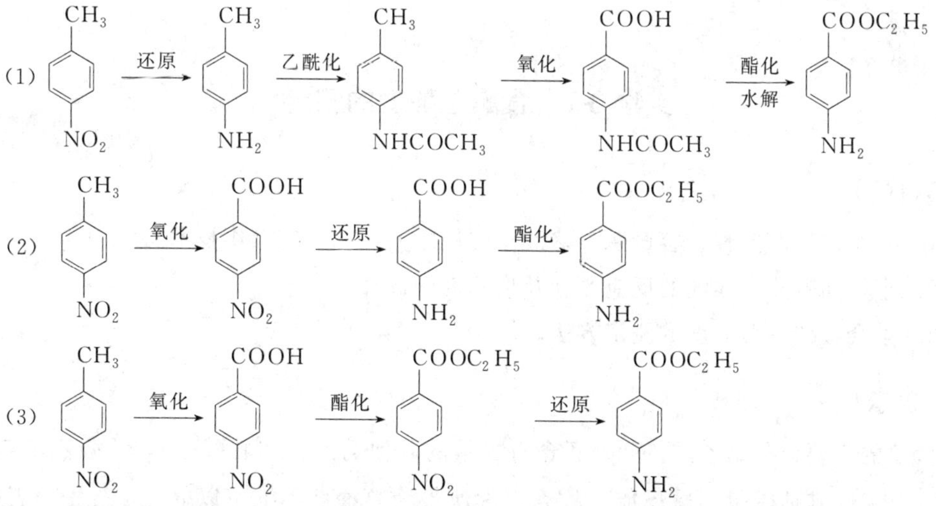

第一条路线步骤多，产率较低；第二、第三条路线步骤少，产率较高。本实验采用第二条路线，以对硝基苯甲酸为起始原料，先还原、后酯化合成苯佐卡因。

第一步是还原反应。以锡粉为还原剂,在酸性介质中,将对硝基苯甲酸还原成可溶于水的对氨基苯甲酸盐酸盐:

$$HOOC-C_6H_4-NO_2 \xrightarrow[HCl]{Sn} HOOC-C_6H_4-NH_2 \cdot HCl + SnCl_4$$

还原反应后,锡生成四氯化锡也溶于水,反应完毕,加入浓氨水至碱性,生成的氢氧化锡沉淀可被滤去:

$$SnCl_4 + 4NH_3 \cdot H_2O \longrightarrow Sn(OH)_4 \downarrow + 4NH_4Cl$$

而对氨基苯甲酸在碱性条件下生成的羧酸铵盐仍能溶于水。然后再用冰醋酸中和,即析出对氨基苯甲酸固体:

$$\underset{NH_2 \cdot HCl}{\underset{|}{C_6H_4}}-COOH \xrightarrow{NH_3 \cdot H_2O} \underset{NH_2}{\underset{|}{C_6H_4}}-COONH_4 \xrightarrow{CH_3COOH} \underset{NH_2}{\underset{|}{C_6H_4}}-COOH + CH_3COONH_4$$

第二步是酯化反应:

$$\underset{NH_2}{\underset{|}{C_6H_4}}-COOH \xrightarrow[H_2SO_4]{CH_3CH_2OH} \underset{NH_2 \cdot H_2SO_4}{\underset{|}{C_6H_4}}-COOC_2H_5 \xrightarrow{Na_2CO_3} \underset{NH_2}{\underset{|}{C_6H_4}}-COOC_2H_5$$

酯化产物与硫酸成盐而溶于水,反应完毕加碱中和,即得苯佐卡因固体。

【可用的试剂】

对硝基苯甲酸,锡粉,浓 HCl,浓氨水,冰醋酸,对氨基苯甲酸,无水乙醇,浓硫酸,Na_2CO_3 粉末,Na_2CO_3 溶液(10%)等。

实验 3-7 食醋总酸度的测定

【实验目的】

1. 熟练掌握滴定管、容量瓶、移液管的使用方法和滴定操作技术。
2. 了解强碱滴定弱酸的反应原理及指示剂的选择。
3. 学会食醋中总酸度的测定方法。

【实验提示】

食醋的主要成分是乙酸,此外还含有少量的其他弱酸(如乳酸等),不仅乙酸与碱反应,食醋中其他酸也与碱反应,故滴定的所得为总酸度,统一以 ρ_{HAc}(g/L)表示。食醋中乙酸的浓度较大,故必须稀释后再进行滴定。用强碱滴定,在化学计量点时呈弱碱性,选择合适的指示剂和合适的滴定管。

【可用的试剂】

NaOH 溶液（约 0.1 mol·L^{-1}），H$_2$C$_2$O$_4$·2H$_2$O（固体，A.R.），KHC$_8$H$_4$O$_4$（固体，A.R.），酚酞指示剂，甲基橙指示剂等。

实验 3-8　咖啡因的含量测定

【实验目的】

1. 学习紫外分光光度计的使用方法，掌握紫外分光光度法测定咖啡因的原理和方法。

2. 学习萃取分离-分光光度法测定的基本操作。

【实验提示】

咖啡因是一种生物碱，又名咖啡碱（化学名称为 1,3,7-三甲基-2,6 二氧嘌呤）。它是一种具有药理活性的物质，在如咖啡、茶和可乐等饮料以及头痛药、止疼药中都有咖啡因成分。咖啡因也是中枢神经兴奋药物，常用于解热镇痛。人体摄入适量的咖啡因有祛除疲劳、兴奋神经等作用，但大量或长期摄取咖啡因有损人体的健康，如咖啡因自身的毒性，引发心脏病，对人体骨骼状况及钙平衡产生不利影响等。

咖啡因对紫外光有强烈的吸收，它的三氯甲烷溶液的最大吸收峰位于 278 nm 处。因此，可用紫外分光光度法测定咖啡因的含量。

饮料中含有大量的干扰物质，如糖类、有机酸等，在紫外区也会存在吸收；或本身具有很深的颜色，不能直接测定，必须事先进行分离。常用有机溶剂萃取进行分离，离心萃取目前多用于咖啡因工业生产中，通过离心实现两相的混合和分离，分相迅速，传质平衡速度快。本实验采用微型化的样品前处理方法，将微型离心萃取应用到咖啡因的分离测定中，消耗溶剂量少，绿色环保，方法简便快速。

【可用的试剂】

咖啡因标准溶液（1000 mg·L^{-1}，准确称取 0.1000 g 咖啡因标准样品，用三氯甲烷溶解后，定容于 100 mL 容量瓶中），咖啡因标准工作溶液（100 mg·L^{-1}，用移液管移取上述咖啡因标准溶液 10.00 mL 于 100 mL 容量瓶中，并用三氯甲烷稀释至刻度，充分摇匀），三氯甲烷等。

实验 3-9　阿司匹林原料药的含量测定

【实验目的】

1. 学习乙酰水杨酸含量的测定方法。
2. 了解原料药与片剂分析方法的差异。
3. 进一步熟练容量分析的滴定操作。

【实验提示】

乙酰水杨酸俗称阿司匹林，是有机弱酸（$pK_a=3.0$），微溶于水，易溶于乙醇，在 NaOH 等强碱性溶液中溶解并分解为水杨酸和乙酸盐。乙酰水杨酸作为一元弱酸，可用 NaOH 标准溶液直接滴定，以酚酞（PP）为指示剂。为防止乙酰基水解，应在 10℃ 以下的中性冷乙醇介质中进行滴定，反应如下：

$$\text{邻-COOH,OCOCH}_3\text{-苯} + OH^- \longrightarrow \text{邻-COO}^-,\text{OCOCH}_3\text{-苯} + H_2O$$

直接滴定法适用于乙酰水杨酸纯品的测定，而药片中一般都混有淀粉等不溶物，在冷乙醇中不易溶解完全，应采用返滴定法进行测定。将药片研磨成粉状后，定量加入过量的 NaOH 标准溶液（化学计量比 1∶2），加热一定时间使乙酰基水解完全。可用 HCl 标准溶液回滴过量的 NaOH，以酚酞的粉红色刚刚消失为滴定终点。

【可用的试剂】

HCl 溶液（0.1 mol·L^{-1}），NaOH 溶液（0.1 mol·L^{-1}），乙醇（95%），酚酞的乙醇溶液（0.2%）等。

实验 3-10 葡萄糖酸钙原料药的含量测定

【实验目的】

1. 掌握 EDTA 的配制及用 $ZnCl_2$ 标准溶液标定 EDTA 的基本原理与方法。
2. 掌握用配位滴定法测定 Ca^{2+} 的原理和方法。

【实验提示】

葡萄糖酸钙，分子式为 $Ca(C_6H_{11}O_7)_2$，为白色结晶性或颗粒性粉末；无臭、无味，易溶于沸水，略溶于冷水，不溶于有机溶剂。水溶液显中性。主要用作食品的钙强化剂与营养剂、缓冲剂、固化剂、螯合剂。钙是体内含量最大的无机物，为维持人体神经、肌肉、细胞膜和毛细血管通透性正常功能所必需。钙离子是许多酶促反应的重要激活剂，对许多生理过程是必需的，如神经冲动传递、平滑肌和骨骼肌的收缩、呼吸和血液凝固等。因此，钙离子的研究对我们的生活有着重大的意义。葡萄糖酸钙含有钙元素，可由配位滴定法测定钙来间接测定葡萄糖酸钙的含量，本实验可采用 Ca 指示剂，该指示剂的使用范围为 pH 10～13，因此需要用 NaOH 将溶液调至碱性。滴定反应如下：

滴定前：Ca 指示剂 + Ca^{2+} ═══ Ca-Ca 指示剂
    （纯蓝色）   （紫红色）

滴定时：EDTA + Ca^{2+} ═══ Ca-EDTA
           （无色）

终点时：EDTA + Ca-Ca 指示剂 ═══ Ca-EDTA + Ca 指示剂
                （纯蓝色）

【可用的试剂】

EDTA 溶液(约 0.02 mol·L^{-1}),ZnO,Ca 指示剂(1‰),NaOH 溶液(约 1 mol·L^{-1})等。

实验 3-11　饮料中维生素 C 的含量测定

【实验目的】

1. 应用直接碘量法测定维生素 C 的含量,学会其操作和实验条件。
2. 正确使用淀粉指示剂,熟练掌握直接和间接碘量法的加入时间,复述其变色原理。

【实验提示】

用 I_2 标准溶液可以直接测定维生素 C 等一些还原性的物质。维生素 C 分子中含有还原性的二烯醇基,能被 I_2 定量氧化成二酮基,反应式如下:

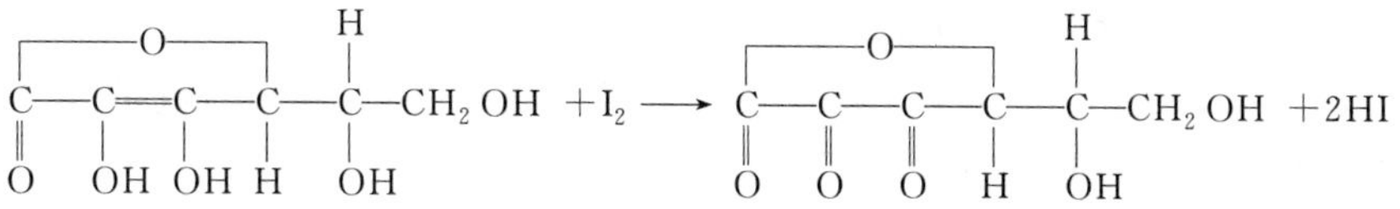

由于该反应速率较快,可以直接用 I_2 标准溶液滴定。通过消耗 I_2 标准溶液的体积及其浓度,可计算试样中维生素 C 的含量。直接碘量法可测定药片、注射液、蔬菜、水果中维生素 C 的含量。

【可用的试剂】

$K_2Cr_2O_7$（基准物质）,$Na_2S_2O_3$,Na_2CO_3（A.R.）,I_2 标准溶液,KI（A.R.）,HCl 溶液（4 mol·L^{-1}）,淀粉指示液（0.5%）,含维生素 C 的饮料,白醋等。

实验 3-12　阿司匹林水溶液的稳定性及有效期测定

【实验目的】

1. 掌握以恒温加速试验法预测阿司匹林水溶液的半衰期、贮存期。
2. 熟悉如何用化学动力学的原理预测药物的稳定性。

【实验提示】

阿司匹林（乙酰水杨酸）含有一个酯键,在水溶液中易被酸或碱催化而水解,此反应为准一级反应。一级反应动力学方程为

$$\ln c = -kt + \ln c_0 \tag{3-48}$$

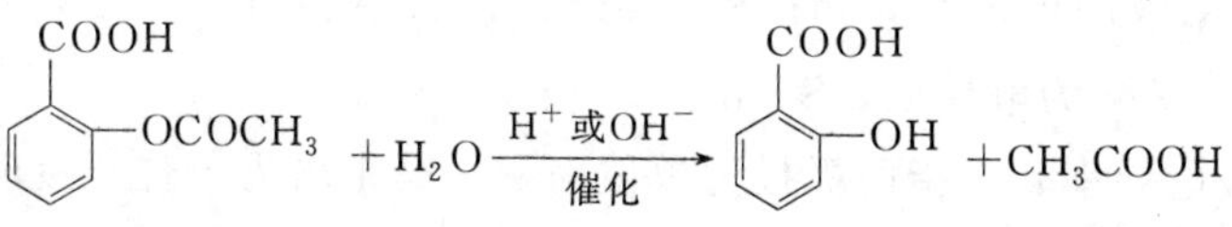

阿司匹林与水杨酸的吸收光谱显著不同，阿司匹林的最大紫外吸收波长为 275 nm，而水解产生的水杨酸在 296 nm 处有最大吸收。如果我们选择水杨酸的峰值吸收 λ_{max} = 296 nm 作测定波长，可以忽略阿司匹林的吸收影响。根据朗伯-比尔定律，在摩尔吸光系数 ε 和液层厚度 b 一定时，吸光度 A 与 c 成正比。

如果令实验测得的吸收度 A_t 值的大小代表水杨酸的浓度，由反应方程式知一分子阿司匹林水解成一分子水杨酸，则完全水解后吸收度 A_∞ 减去 t 时刻的 A_t 值就是我们要求的阿司匹林的浓度 c，开始浓度 c_0 则为 A_∞ 减去 t 为 0 时刻的吸收度 A_0，它们满足一级反应的方程。

代入式(3-48)得：

$$\ln[(A_\infty - A_t)/(A_\infty - A_0)] = -kt \tag{3-49}$$

根据测得的 A_0、A_t、A_∞ 和 t 值，就可以计算出 k 值。

根据阿仑尼乌斯公式，可知：

$$\ln k = -\frac{E_a}{RT} + \ln A \tag{3-50}$$

式中，E_a 为活化能；R 为气体常数；T 为绝对温度；A 为指前因子。

对不同温度上的 k 值进行拟合，外推至室温下求出 k_{25}，由 k_{25} 就可求出药物的半衰期和贮存期。贮存期是药物降解 10% 所需的时间。

$$t_{1/2} = 0.693/k_{25} \qquad t_{0.9} = 0.1054/k_{25} \tag{3-51}$$

【可用的试剂】

乙酸钠（A.R.），冰醋酸（A.R.），阿司匹林（A.R.），纯化水等。

实验 3-13 电导法测定电解质的摩尔电导率与浓度的关系

【实验目的】

1. 测定强电解质溶液的电导率，绘制摩尔电导率与浓度的关系图。
2. 测定弱电解质的电导率，计算其电离平衡常数。

【实验提示】

电解质溶液是第二类导体，它通过正、负离子的迁移来传递电流，其导电能力直接与离子的迁移速率有关。衡量电解质溶液的导电能力的物理量为电导，用符号 G 表示，单位为西门子，用符号 S 表示，$1\,S = 1\,\Omega^{-1}$。电导是电阻的倒数。当温度一定时，电导 G 与电极间的距离 l 成反比，与电极的横截面积 A 成正比。当电导池形状不变时，l/A 是个常数，称之为电导池常数，用符号 K_{cell} 表示。它们的关系式为：

$$G = 1/R = \kappa A/l = \kappa/K_{cell} \tag{3-52}$$

式中，l 为电极间的距离，m；A 为极板的横截面积，m^2；K_{cell} 为电导池常数，$K_{cell} = l/A$，m^{-1}；κ 为电导率，$S \cdot m^{-1}$。

电解质溶液电导率 κ 是指两极板为单位面积，其距离为单位长度时的电导，内装 1

m³ 电解质溶液的导电能力。电解质溶液的电导率 κ 与温度、浓度有关，在一定的温度下，电解质溶液的电导率 κ 随浓度而改变。为了比较不同浓度、不同类型的电解质溶液的电导率，引入了摩尔电导率的概念。

在相距 1 m 的两个平行板电极之间，放置含有 1 mol 某电解质的溶液，此时的电导率为该溶液的摩尔电导率，用符号 Λ_m 表示，单位为 $S \cdot m^2 \cdot mol^{-1}$，它代表 1 mol 电解质的导电能力。它们的关系式为

$$\Lambda_m = \kappa/c \tag{3-53}$$

式中，c 为电解质溶液的浓度，$mol \cdot m^{-3}$。

测得一定浓度 c 的电解质溶液的电导率 κ，即可根据式(3-53)计算出溶液的摩尔电导率 Λ_m。图 3-13 为几种电解质摩尔电导率对浓度平方根的关系图。

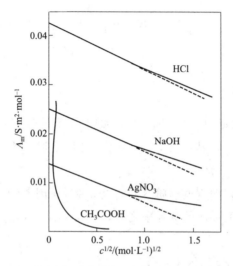

图 3-13　几种电解质摩尔电导率对浓度平方根的关系图

由图 3-13 可见，无论是强电解质还是弱电解质，摩尔电导率均随溶液的稀释而增大。

(1) 强电解质（HCl、NaAc、$AgNO_3$、NaOH 等）的摩尔电导率：解离度 α 恒等于 1，摩尔电导率 Λ_m 只取决于离子的迁移速率。随着浓度的降低，离子之间的静电引力减小，离子移动速率增加，使摩尔电导率 Λ_m 增大。科尔劳乌施（Kohlrausch）进一步研究发现，在较低的浓度范围内，所有强电解质的 Λ_m 与 c 都近似呈直线关系，将直线外推至纵坐标，所得截距即为无限稀释时的摩尔电导率，也称为极限摩尔电导率 Λ_m^∞。用公式表示为：

$$\Lambda_m = \Lambda_m^\infty - A\sqrt{c} \tag{3-54}$$

式中，A 为经验常数。

由图 3-13 可见，弱电解质溶液（如 CH_3COOH 溶液）无限稀释时的摩尔电导率无法用外推法求得，故式(3-54)不适用于弱电解质。

(2) 弱电解质（HAc 等）的摩尔电导率：电解质溶液是靠正、负离子的迁移来传递电流的，而在弱电解质溶液中，只有已电离部分才能承担传递电量的任务。在无限稀

释的溶液中，可认为弱电解质已全部电离，此时溶液的摩尔电导率为极限摩尔电导率，然而一定浓度下的摩尔电导率 Λ_m 与无限稀释的溶液中的摩尔电导率 Λ_m^∞ 是有差别的。这是由两个因素造成的，一是电解质溶液的不完全解离，二是离子间存在着相互作用力。对弱电解质来说，可以认为它的解离度 α 等于溶液在浓度为 c 时的摩尔电导率 Λ_m 和无限稀释时的摩尔电导率 Λ_m^∞ 之比，即

$$\alpha = \frac{\Lambda_m}{\Lambda_m^\infty} \tag{3-55}$$

AB 型弱电解质在溶液中解离达到平衡时，解离平衡常数 $K_c^\ominus$、浓度 c 和解离度 α 有以下关系：

$$K_c^\ominus = \frac{\dfrac{c}{c^\ominus}\alpha^2}{1-\alpha} \tag{3-56}$$

$$K_c^\ominus = \frac{\Lambda_m^2}{\Lambda_m^\infty (\Lambda_m^\infty - \Lambda_m)} \cdot \frac{c}{c^\ominus} \tag{3-57}$$

式中，$c^\ominus = 1\ \mathrm{mol \cdot L^{-1}}$。

根据离子独立运动定律，可以将离子无限稀释时的摩尔电导率 Λ_m^∞ 计算出来，$\Lambda_m^\infty = \nu_+ \Lambda_{m,+}^\infty + \nu_- \Lambda_{m,-}^\infty$，其中 $\Lambda_{m,+}^\infty$ 和 $\Lambda_{m,-}^\infty$ 可从手册中查得，Λ_m 则可以从测定的电导率 κ 求得，然后算出 $K_c^\ominus$。

本实验应用电导率仪测定电解质溶液的电导率 κ。因乙酸是弱电解质，实验测得的乙酸溶液的电导率为乙酸和水的电导率之和，因此 $\kappa_{HAc} = \kappa_{溶液} - \kappa_{H_2O}$。

【可用的试剂】

HCl 溶液，KCl 溶液，NaAc 溶液，AgNO₃ 溶液，NaOH 溶液，CH₃COOH 溶液，纯化水等。

实验 3-14　某反应动力学速率方程的确定

【实验目的】

1. 掌握用孤立法确定反应级数的原理和方法。
2. 加深理解如何建立反应动力学速率方程。

【实验提示】

大多数化学反应是由若干个基元反应组合的复合反应，且多数复合反应的反应速率和反应物浓度之间的关系不能用质量作用定律描述，而是由一系列实验方法获得。如用获得的反应速率、反应速率常数、反应级数等动力学参数建立动力学实验方程，在此基础上进一步进行动力学研究，建立反应模式。通过建立动力学实验方程是进行动力学研究的一个重要内容。下面以丙酮碘化反应为例，说明如何通过实验建立动力学方程。

(1) 确定丙酮、酸及碘的反应级数。测定反应级数的方法有尝试法、半衰期法、孤立法等，本实验要求用孤立法确定反应级数。

(2) 求反应速率常数。

(3) 建立动力学实验方程。

(4) 推测反应机理并与动力学实验方程比较（此条可选择不做）。

(5) 阐述基本原理。

丙酮碘化反应是一个复合反应，总反应为：

$$CH_3COCH_3 + I_2 \xrightarrow[k]{H^+} CH_3COCH_2I + I^- + H^+ \tag{3-58}$$

其反应速率方程可表示为：

$$-\frac{dc_{I_2}}{dt} = k c_A^\alpha c_{H^+}^\beta c_{I_2}^\gamma \tag{3-59}$$

式中，α、β、γ 分别为丙酮、氢离子和碘的反应级数；k 为反应速率常数。

将式(3-59)两边取对数，得

$$\lg(-\frac{dc_{I_2}}{dt}) = \lg k + \alpha \lg c_A + \beta \lg c_{H^+} + \gamma \lg c_{I_2} \tag{3-60}$$

在丙酮、氢离子、碘三种物质的反应体系中，任意固定其中两种物质的初始浓度，改变第三种物质的初始浓度，测定浓度随时间变化的动力学曲线，并进一步确定其反应速率，在此情况下，初始反应速率 $-(dc/dt)_0$ 只是第三种物质初始浓度 c_0 的函数。若以 $\lg(-dc/dt)_0$ 对该组分的初始浓度的对数 $\lg c_0$ 作图应为一条直线，从直线的斜率可求出该物质的反应级数。

同理，可求其他两个物质的反应级数。那么反应总级数 $n = \alpha + \beta + \gamma$。

因为碘在可见光区有一个很宽的吸收带，而在此吸收带中酸和丙酮没有明显吸收，所以可通过可见光分光光度法来测定反应过程中碘浓度随时间 t 变化的动力学曲线。

根据朗伯-比尔定律：

$$\lg T = \lg \frac{I}{I_0} = -\varepsilon b c_{I_2} \tag{3-61}$$

式中，T 为透光率；I、I_0 分别为某一波长光线通过待测溶液和空白溶液后的光强度；ε 为摩尔吸光系数；b 为样品池厚度，将式(3-61)两边对时间 t 微商后取对数得：

$$\lg[\frac{d(\lg T)}{dt}] = \lg(\varepsilon b) + \lg\left(-\frac{dc_{I_2}}{dt}\right) \tag{3-62}$$

再将式(3-62)代入式(3-60)可得：

$$\lg[\frac{d(\lg T)}{dt}] = \lg(\varepsilon b) + \lg k + \alpha \lg c_A + \beta \lg c_{H^+} + \gamma \lg c_{I_2} \tag{3-63}$$

固定某两种物质的初始浓度，改变另一种物质的初始浓度，对该物质一系列不同的初始浓度，均可测得一系列 $\lg T$ 随时间 t 变化的动力学曲线，并可求出每种初始浓度下的初始速率 $[d(\lg T)/dt]_0$，然后以 $[d(\lg T)/dt]_0$ 对 $\lg c_0$ 作图可得一条直线，直线斜率即为该物质的反应级数。

测定已知浓度碘溶液的透光率，根据式(3-61)求出 $\lg(\varepsilon b)$，结合改变碘浓度的那一组数据代入式(3-63)可求得反应速率常数 k，从实验获得 α、β、γ 等动力学参数后，则可建立动力学实验方程，以此为基础，推测反应的机理、提出反应模式。

注意：本实验中所选择的丙酮和酸的浓度范围均为 $0.16 \sim 0.4 \ mol \cdot L^{-1}$，而碘的浓度均在 $0.001 \ mol \cdot L^{-1}$ 以下。

【可用的试剂】

HCl 溶液，H_2SO_4 溶液，丙酮溶液，KI 溶液，纯化水等。

附录

附录 A　国际原子量表节选（2007）

原子序数	名称	符号	原子量	原子序数	名称	符号	原子量
1	氢	H	1.00794	27	钴	Co	58.9332
2	氦	He	4.00260	28	镍	Ni	58.69
3	锂	Li	6.941	29	铜	Cu	63.546
4	铍	Be	9.01218	30	锌	Zn	65.39
5	硼	B	10.81	31	镓	Ga	69.72
6	碳	C	12.011	32	锗	Ge	72.64
7	氮	N	14.0067	33	砷	As	74.9216
8	氧	O	15.9994	34	硒	Se	78.96
9	氟	F	18.998403	35	溴	Br	79.904
10	氖	Ne	20.1797	36	氪	Kr	83.80
11	钠	Na	22.98977	37	铷	Rb	85.4678
12	镁	Mg	24.305	38	锶	Sr	87.62
13	铝	Al	26.98154	39	钇	Y	88.9059
14	硅	Si	28.0855	40	锆	Zr	91.22
15	磷	P	30.97376	41	铌	Nb	92.9064
16	硫	S	32.065	42	钼	Mo	95.94
17	氯	Cl	35.453	43	锝	Tc	97.90
18	氩	Ar	39.948	44	钌	Ru	101.07
19	钾	K	39.0983	45	铑	Rh	102.9055
20	钙	Ca	40.08	46	钯	Pd	106.42
21	钪	Sc	44.9559	47	银	Ag	107.8682
22	钛	Ti	47.867	48	镉	Cd	112.411
23	钒	V	50.9415	49	铟	In	114.818
24	铬	Cr	51.996	50	锡	Sn	118.710
25	锰	Mn	54.938	51	锑	Sb	121.760
26	铁	Fe	55.845	52	碲	Te	127.60

续表

原子序数	名称	符号	原子量	原子序数	名称	符号	原子量
53	碘	I	126.90447	81	铊	Tl	204.3833
54	氙	Xe	131.293	82	铅	Pb	207.2
55	铯	Cs	132.90545	83	铋	Bi	208.98038
56	钡	Ba	137.327	84	钋	Po	[210]
57	镧	La	138.9055	85	砹	At	[210]
58	铈	Ce	140.116	86	氡	Rn	[222]
59	镨	Pr	140.90765	87	钫	Fr	[223]
60	钕	Nd	144.24	88	镭	Ra	[226]
61	钷	Pm	[147]	89	锕	Ac	[227]
62	钐	Sm	150.36	90	钍	Th	232.0381
63	铕	Eu	151.964	91	镤	Pa	231.03588
64	钆	Gd	157.25	92	铀	U	238.02891
65	铽	Tb	158.92534	93	镎	Np	[237]
66	镝	Dy	162.50	94	钚	Pu	[244]
67	钬	Ho	164.93032	95	镅	Am	[243]
68	铒	Er	167.259	96	锔	Cm	[247]
69	铥	Tm	168.9342	97	锫	Bk	[247]
70	镱	Yb	173.04	98	锎	Cf	[251]
71	镥	Lu	174.967	99	锿	Es	[252]
72	铪	Hf	178.49	100	镄	Fm	[257]
73	钽	Ta	180.9479	101	钔	Md	[258]
74	钨	W	183.85	102	锘	No	[259]
75	铼	Re	186.207	103	铹	Lr	[260]
76	锇	Os	190.23	104	𬬻	Rf	[261]
77	铱	Ir	192.217	105	𬭊	Db	[262]
78	铂	Pt	195.078	106	𬭳	Sg	[263]
79	金	Au	196.96655	107	𬭛	Bh	[264]
80	汞	Hg	200.59				

附录 B 一些电解质水溶液的摩尔电导率（25℃）

单位：$S \cdot cm^2 \cdot mol^{-1}$

溶液浓度/$mol \cdot L^{-1}$	无限稀	0.0005	0.001	0.005	0.01	0.02	0.05	0.1
NaCl	126.39	124.44	123.68	120.59	118.45	115.70	111.01	106.69
KCl	149.79	147.74	146.88	143.48	141.20	138.27	133.30	128.90
HCl	425.95	422.53	421.15	415.59	411.80	407.04	398.80	391.13
NaAc	91.0	89.2	88.5	85.68	83.72	81.20	76.88	72.76
$\frac{1}{2}H_2SO_4$	429.6	413.1	399.5	369.4	336.4		272.6	250.8
HAc	390.7	67.7	49.2	22.9	16.3	7.4		
NH_4Cl	149.6		146.7	134.4	141.21	138.25	133.22	128.69

附录 C 乙酸的标准电离平衡常数

$t/℃$	$K_a^{\ominus} \times 10^5$	$t/℃$	$K_a^{\ominus} \times 10^5$	$t/℃$	$K_a^{\ominus} \times 10^5$
0	1.657	20	1.753	40	1.703
5	1.700	25	1.754	45	1.670
10	1.729	30	1.750	50	1.633
15	1.745	35	1.728		

参考资料

[1] 北京大学化学与分子工程学院分析化学教学组.基础分析化学实验[M].3版.北京:北京大学出版社,2010.
[2] 曾元儿,张凌.分析化学实验[M].北京:科学出版社,2007.
[3] 赵怀清.分析化学实验指导[M].北京:人民卫生出版社,2011.
[4] 冯春,张琼瑶.医学化学实验[M].北京:华中科技大学出版社,2018.
[5] 曾小华,王红梅.医用化学实验[M].北京:化学工业出版社,2018.
[6] 李红,程时劲.物理化学实验[M].武汉:华中科技大学出版社,2018.